DES

MANIFESTATIONS SYPHILITIQUES

CHEZ LA FEMME ENCEINTE

ET

LES NOUVELLES ACCOUCHÉES

PAR

Jules MORET,

Docteur en médecine de la Faculté de Paris,
Ancien interne des Hôpitaux et lauréat de l'Ecole de médecine de Reims,
Externe des hôpitaux de Paris,
Médaille de bronze de l'Assistance publique.

PARIS

ADRIEN DELAHAYE, LIBRAIRE-EDITEUR

PLACE DE L'ÉCOLE-DE-MÉDECINE

1875

DES

MANIFESTATIONS SYPHILITIQUES

CHEZ LA FEMME ENCEINTE

ET

LES NOUVELLES ACCOUCHÉES

PAR

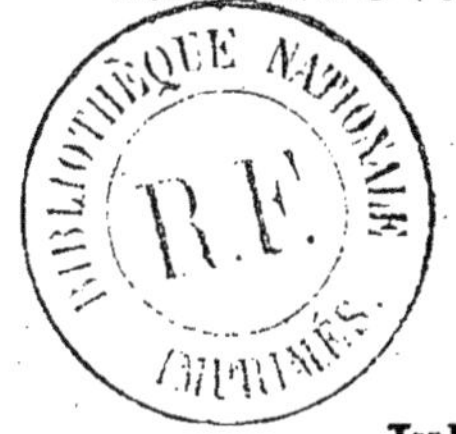

Jules MORET,

Docteur en médecine de la Faculté de Paris,
Ancien interne des Hôpitaux et lauréat de l'Ecole de médecine de Reims,
Externe des hôpitaux de Paris,
Médaille de bronze de l'Assistance publique.

PARIS

ADRIEN DELAHAYE, LIBRAIRE-ÉDITEUR

PLACE DE L'ÉCOLE-DE-MÉDECINE

—

1875

MANIFESTATIONS SYPHILITIQUES

CHEZ LA FEMME ENCEINTE

ET

LES NOUVELLES ACCOUCHÉES

INTRODUCTION.

L'étude de la syphilis a fait de tels progrès, grâce aux nombreux travaux d'hommes éminents, qu'il peut paraître osé à un jeune médecin de désirer ajouter à l'histoire d'une maladie si connue. Nous voulons cependant chercher à mettre en lumière un nouveau point de la question touchant l'étiologie des manifestations syphilitiques.

Notre honoré maître, M. le Dr Lancereaux, nous fit, à l'occasion d'un cas de syphilis chez une femme enceinte, que nous observions dans son service de l'hôpital de Lourcine, des réflexions qui attirèrent notre attention et nous engagèrent à faire des recherches sur l'influence que la grossesse pouvait avoir sur les manifestations syphilitiques. La malade que nous avions sous les yeux nous remit en mémoire le cas d'une femme syphilitique et enceinte, soignée à l'hôpital Saint-Louis en 1872, et présentant aussi des éruptions particulières par leur aspect et leur ténacité. Nous avons commencé nos recherches avec l'idée que la grossesse, chez la femme syphilitique, était une chose grave; et maintenant que nous publions notre travail inaugural, nous sommes confirmé dans notre opinion.

Loin de nous cependant la pensée de prétendre que la grossesse est une condition inévitable de syphilis maligne. Nous savons très-bien que, dans certains cas, les moins nombreux, il est vrai, la syphilis présente les mêmes allures chez la femme grosse que chez d'autres individus. Tantôt, en effet, on la voit se borner au seul accident initial et rester à l'état latent, au point de faire croire à une guérison complète, n'étaient les enfants qui naissent infectés. Témoin cette observation du professeur Haase, rapportée par Emile Vidal (1), dans laquelle une femme ayant eu des chancres dans la première moitié de sa grossesse, et exempte d'accidents consécutifs, a donné le jour à six enfants vérolés. Tantôt encore, après des manifestations quelconques, elle peut s'arrêter et disparaître sans parcourir fatalement toutes ses périodes.

Mais, lorsque chez la femme enceinte, la syphilis apparaît dans ses manifestations extérieures (et c'est la plus grande majorité des cas), toujours il y a quelque chose de particulier au moins, et souvent des lésions graves que l'on ne peut rattacher à aucune autre cause qu'à la grossesse.

L'influence pernicieuse de la gestation ne cesse pas brusquement avec l'expulsion du fœtus; la femme reste longtemps encore, surtout si elle nourrit, dans un état

____

(1) Thèse d'agrégation, 1860.

particulier, l'état puerpéral. Aussi, avons-nous rencontré les mêmes manifestations non-seulement dans la grossesse, mais encore après l'accouchement, alors que la syphilis avait été contractée avant ou pendant la gestation.

La syphilis pendant l'allaitement rentrerait donc dans notre sujet. Mais nous avons à dessein laissé de côté cette partie de la question qui, pour être traitée complètement, nécessiterait un travail spécial, rassemblant les nombreuses observations sur l'affection syphilitique pendant cette période. Nous nous contentons d'indiquer seulement ce point et de poser un jalon pour des recherches futures.

Ce sont des observations annotées par nous qui constituent notre travail tout entier. Nous l'avons divisé en trois parties principales :

1° Rôle de la grossesse dans l'apparition des manifestations syphilitiques ;

2° Influence grave de la grossesse sur la syphilis ;

3° Traitement de la syphilis chez la femme enceinte.

Le deuxième point comprendra deux chapitres, l'un ayant trait à la période secondaire, l'autre à la période tertiaire. Nous avons suivi en cela l'évolution ordinaire de la syphilis. Les observations sont en outre subdivisées en plusieurs paragraphes, chacun ayant en tête le résumé de ce qu'il contient. Nos réflexions accompagnent chaque observation.

L'ensemble est précédé d'un aperçu historique et d'un article intitulé : pathogénie.

Nos conclusions et un index bibliographique réunissant tous les auteurs que nous avons consultés, terminent ce travail.

Avons-nous été à la hauteur de notre tâche ? Nous n'osons l'espérer, nous estimant déjà trop heureux si, par notre faible apport, l'attention des observateurs distingués est portée sur ce point.

M. le Dr Lancereaux ne nous a pas seulement aidé de ses observations; il s'est mis complétement à notre disposition. Qu'il nous soit permis de lui prouver ici toute notre gratitude et notre vive reconnaissance. Nous présentons nos hommages les plus respectueux à M. le Dr Fournier qui, lui aussi, a bien voulu nous autoriser à compulser ses nombreuses observations, dont plusieurs sont publiées dans cette thèse.

Notre excellent ami, M. Ch. Remy, interne distingué des hôpitaux, nous a communiqué une observation, et, de plus, nous a rendu un service signalé en lisant pour nous quelques ouvrages allemands. Qu'il accepte nos remercîments comme le témoignage de notre affectueuse estime.

Le titre de ce chapitre montre assez quelle est notre intention. Nous ne voulons pas faire l'historique de la syphilis; cette partie, qui a été traitée de main de maître par la
plupart des syphilographes, perdrait beaucoup à être réé-
ditée par un écrivain aussi peu expérimenté que nous le
sommes. Nous nous bornerons à citer seulement les au
teurs qui, de près ou de loin, ont parlé d'influences spéciales pouvant agir sur les manifestations syphilitiques.

Un seul auteur, Cullerier neveu, signale la grossesse
comme ayant une influence favorable sur les accidents de
la vérole. Il s'exprime ainsi (1) : « Les accidents syphilitiques sont en général moins graves pendant le cours de la
gestation. L'infection qui peut avoir lieu en même temps
que la conception, reste quelquefois cachée pendant toute
la grossesse et ne se montre à découvert qu'après l'accouchement; de même que la phthisie s'arrête pendant cette
fonction : car il est bien rare que les phthisiques succom-
bent pendant la grossesse; mais aussi dans les cas de maladie avancée, les femmes qui accouchent souvent avant le
terme naturel se relèvent rarement. »

Quelques années plus tard (2) le même auteur, quoiqu'il
ne parle pas de la grossesse, est moins exclusif touchant
les influences physiologiques sur la marche de la syphilis.
A propos d'observations de malades syphilitiques, il dit :
« Plusieurs questions importantes se rattachent à cette
considération de la cause d'apparition des syphilides, sa-

(1) Journal de médecine, de chirurgie et de pharmacie, 1817, p. 343.
(2) Journal de médecine, t. LXXXVIII, p. 350, 1824.

voir : l'existence d'un virus syphilitique, l'hérédité de la maladie, et l'apparition de symptômes ayant le caractère syphilitique à un âge avancé de la vie, par exemple, chez l'homme à l'époque de la virilité décroissante ; chez la femme à l'âge de retour, lorsque, depuis longues années, ces individus sont en bonne santé, qu'ils n'ont eu la syphilis que dans leur première jeunesse, ou même quelquefois n'en ont jamais éprouvé les atteintes. »

Nous avons placé à dessein ces paroles au début de nos citations, pour les rejeter complétement, du moins les premières, en nous retranchant surtout derrière les auteurs que nous devons maintenant parcourir.

Petit-Radel (1), affirme que : « les symptômes syphilitiques qui ne sont pas d'une grande gravité disparaissent souvent d'eux-mêmes dans le cours de la grossesse, mais c'est pour sévir avec plus d'intensité à un temps plus ou moins proche de l'accouchement. »

Bertin (2) est moins précis. « Les femmes enceintes et les nourrices, dit-il, présentent en général les mêmes symptômes que les autres adultes... L'état de grossesse les modifie, et les fait quelquefois disparaître complétement. »

H. Chauffard (3) fait les réflexions suivantes sur une observation de syphilis grave : « Ce fait prouve d'une manière invincible qu'un virus peut exister dans la masse humorale et circuler, pour ainsi dire, avec le sang, sans produire de désordre appréciable, jusqu'à ce qu'une cause vienne le mettre en jeu et lui donner la faculté de reparaître. »

Il n'était pas question de la grossesse dans cette obser-

---

(1) Cours des maladies syphilitiques, t. II, p. 457, 1809.
(2) Traité des maladies vénériennes chez les enfants nouveau-nés, les femmes enceintes et les nourrices, p. 63.
(3) Journal de médecine, t. LXXXVIII, p. 342, 1824.

vation, mais peu nous importe ; c'est le fait d'une affection
à l'état latent, devenant extérieure sous une certaine influence, que nous signalons.

Martins (1), admet l'influence de la grossesse d'une façon
directe, et il cite dans son mémoire les opinions des deux
auteurs suivants :

Nisbeth (1788) est affirmatif, p. 229 : « Quand une affection cachée existe chez les femmes, elle dort assez souvent
jusqu'à ce qu'une grossesse survienne ou jusqu'à ce que
les règles disparaissent. »

Et Fréteau (1813), cité par Richond, p. 267 : « l'expé-
rience a prouvé que quand le virus se réveille de cet état
d'assoupissement, il sévit alors sur les parties les plus
faibles, et alors son développement est presque toujours
déterminé soit par quelque violence reçue accidentellement,
soit par l'état de grossesse ou l'acte d'accouchement, soit
par l'âge critique chez les femmes. »

Baumès (2) émet les idées suivantes : « Lorsqu'aucune
cause grave ne vient déranger l'équilibre des fonctions, un
individu peut vivre un certain temps avec un état, une
diathèse syphilitique sans que cette diathèse se manifeste
par aucun des symptômes qui lui sont propres... C'est
l'espèce de révolution, d'effervescence opérée par le prin-
temps dans les corps vivants, qui ramène alors les mouvements fluxionnaires à une forme syphilitique. Toutes les
circonstances capables de déranger l'équilibre des fonctions
produisent le même effet. »

Bosquillon, traducteur de B. Bell (3), dit dans une note :
« La syphilis change absolument de nature pendant la gros-

----

(1) Mémoire sur les causes générales des syphylides, 1838.

(2) Précis historique et pratique des maladies vénériennes, t. I,
p. 135, 1840.

(3) Traité de la maladie vénérienne, t. II, p. 616.

sesse, et elle se masque sous des formes si étrangères qu'il serait impossible de soupçonner son existence si l'on n'était pas instruit de l'état où s'était trouvée la malade avant sa couche. »

A. Cazenave (1) signale le travail de l'accouchement comme cause occasionnelle des éruptions syphilitiques. Il en rapporte une observation que nous publions dans ce travail.

Au fur et à mesure que nous nous rapprochons de l'époque actuelle, nous trouvons des assertions plus accentuées, mais se rapportant à peu près seulement aux manifestations de la vulve et du périnée.

M. le Dr Alph. Guérin (2) expose la condition spéciale de la femme enceinte. « Pendant la grossesse, l'organisme de la femme est profondément modifié. Sous l'influence des nouvelles fonctions qui lui sont dévolues, il devient en quelque sorte réfractaire à l'absorption en vertu de laquelle certains états morbides disparaissent. On dirait que l'état de gestation active les forces plastiques aux dépens de celles qui président à la décomposition ; procréer et accroître un nouvel être semble être la seule tâche de la nature pendant neuf mois. C'est en vertu de ce *nisus formativus* que la syphilis des femmes enceintes est réfractaire au traitement le plus rationnel. »

Cette dernière phrase, qui est trop affirmative, est bientôt mitigée par l'auteur lui-même dans le cours de sa leçon. Nous voyons en effet qu'il n'a pour objectif que les plaques muqueuses et les végétations de la vulve et de l'anus des femmes enceintes.

« On a difficilement, poursuit-il, une idée exacte du développement dont les végétations vulvaires et anales

____

(1) Traité des syphilides, p. 529.
(2) Maladies des organes génitaux externes de la femme, p. 220.

sont susceptibles pendant la grossesse... Les plaques muqueuses subissent la même influence ; leur développement reçoit une activité plus grande de l'obstacle à la circulation veineuse de la vulve de l'anus ; elles se multiplient et s'accroissent en dépit du traitement local et général, tant que la grossesse existe. »

Ce n'est donc là qu'un point de la question, et M. Guérin, après avoir commencé par signaler l'état physiologique de la grossesse, ne parle ici que d'un fait local et d'ordre purement mécanique.

M. le Dr A. Després (1) reste dans le même ordre d'idées. « Les femmes grosses atteintes de syphilis présentent plusieurs particularités importantes à connaître. Les plaques muqueuses des organes génitaux sont plus rebelles en raison de la congestion des organes génitaux externes. Souvent les plaques muqueuses se transforment en végétations. Les papules du tégument pâlissent rapidement, à un moment rapproché de leur époque d'apparition, un mois, six semaines ou trois mois, au moment où dans toutes les grossesses normales, les femmes enceintes prennent un cachet d'anémie qui varie de ce qu'on a appelé la pléthore séreuse, à l'anémie franche. Les syphilides tuberculeuses en groupe, pâlissent également vers la fin des grossesses.

L'accouchement ou l'avortement, pendant lesquels les malades gardent le repos au lit et observent les soins de propreté, ont pour effet immédiat de permettre la guérison des plaques muqueuses et de faire pâlir les éruptions papuleuses, comme le ferait toute autre maladie grave. Mais, aussitôt que la malade est relevée de ses couches, l'éruption reparaît et termine son cours.

Sous l'influence des syphilis anomales et des syphilis modifiées, il y a quelques variations dans les éruptions et

____

(1) Ar. Després. Traité théorique et pratique de la syphilis, p. 358.

les métastases, mais ou peut dire néanmoins que la grossesse domine tous les autres actes physiologiques, et masque ce qui tient aux tempéraments des individus. »

M. Devilliers fils (1) a lu sur le traitement antisyphilitique chez les femmes enceintes un mémoire dont voici le quatrième alinéa des conclusions.

Dans l'application du traitement, on doit se rappeler les circonstances suivantes, observées dans la marche de l'affection syphilitique pendant la grossesse.

a. La conception possède le pouvoir de provoquer, dans un grand nombre de cas, l'apparition au dehors de symptômes de syphilis restés latents depuis un espace plus ou moins long.

b. L'état de gestation paraît activer plus souvent que retarder le développement ou la marche des accidents vénériens.

c. Ceux-ci éprouvent pendant la grossesse des oscillations assez fréquentes et ont de la tendance à reparaître, surtout vers le sixième, septième ou huitième mois.

d. Ils disparaissent en général spontanément et assez rapidement après la parturition. »

Ces paroles n'ont pas besoin de commentaires.

M. le Dr Alf. Fournier (2) parle longuement de la grossesse.

Page 93 de son livre: « La grossesse imprime au chancre des modifications toutes spéciales; elle le rend livide, brunâtre, et parfois même très-exactement violet, d'un violet noir qui rappelle tout à fait le ton de cette belle fleur de nos jardins qu'on appelle vulgairement *la pensée.* »

Page 953 : « Pour la plupart des femmes, la grossesse est l'occasion d'une série de troubles et d'accidents variés, plus ou moins sérieux, plus ou moins graves. Localement

(1) Journal de médecine et de chirurgie pratiques, 1851, p. 554.
(2) Leçons sur la syphilis.

d'abord la grossesse prédispose la région génitale à des poussées de syphilides muqueuses qui prennent, je ne dirai pas une gravité, mais une importance particulière, en raison même des conditions physiologiques que confère la gestation à tout l'appareil génital. L'état congestif anomal de la vulve est pour ces accidents une cause d'appel et d'entretien. Les papules muqueuses, par exemple, ne se bornent pas à être très-communes chez les femmes enceintes; elles se développent sur elles avec une exubérance singulière, prennent rapidement la forme bourgeonnante, végétante, hypertrophique, et arrivent souvent à constituer de nombreuses tumeurs qui envahissent et déforment la vulve. De plus, elles sont toujours rebelles, bien plus rebelles que d'habitude, et se résorbent plus difficilement, plus lentement qu'elles n'ont coutume de le faire en toute autre circonstance. De même, et pour une raison identique, les syphilides de forme ulcéreuse sont assez fréquentes chez les femmes grosses. Livides, violacées creuses et rendues plus creuses par la turgescence vasculaire des parties, elles persistent en général plus ou moins longtemps et tendent souvent à progresser. On a même parfois toutes les peines du monde à en obtenir la cicatrisation avant l'accouchement.

En second lieu, les conditions générales qu'importe la grossesse dans l'organisme, forment un appoint singulièrement défavorable à la diathèse. *La grossesse*, assurément, *complique la vérole.* Elle la complique en lui ajoutant son anémie propre, son influence débilitante, sa disposition aux névroses, les troubles de nutrition. »

Enfin, page 967 : « Les syphilides, dès l'instant de la délivrance, redeviennent ce qu'elles sont normalement, c'est-à-dire bénignes et facilement curables. L'état général se modifie parfois d'une façon des plus rapides et des plus remarquables. En un mot, dégagée de la complication d'une grossesse, la syphilis prend tout aussitôt une allure autre, une forme plus bénigne, et sans perdre ses droits pour l'avenir, subit, du moins pour le présent, une sédation marquée. »

Ces faits sont trop absolus ; nous avons rencontré en effet, plusieurs observations dans lesquelles l'accouchement a été cause de l'apparition des accidents. D'ailleurs, nous avons cité plus haut des opinions opposées.

M. le Dr Lancereaux (1) écrit ceci : « La puberté chez l'homme et chez la femme, la grossesse, la ménopause chez cette dernière, sont des circonstances qui dans la syphilis, comme dans la plupart des maladies, jouent fréquemment le rôle de causes occasionnelles. La puberté est une époque où ne manquent guère de se manifester les cas de syphilis héréditaire tardive. Suivant Sigmund, l'aptitude à prendre la vérole serait plus grande chez la femme enceinte, l'inoculation étant favorisée par l'état catarrhal de la muqueuse génitale. La grossesse est d'autre part l'occasion de l'apparition des accidents secondaires chez les femmes récemment infectées. Hunter, Nisbett, Fréteau, Swediaur, Biett, Cazenave, Gibert, Alibert, Rayer, Martins, assurent qu'une syphilis qui a été latente pendant un temps plus ou moins long, se traduit tout à coup par une éruption à l'occasion d'une grossesse, de l'accouchement, de l'époque menstruelle ou de la cessation des règles. Une malade, observée par nous, et qui s'était trouvée infectée peu de temps avant de devenir enceinte pour la première fois, eut six grossesses, et à chacune des quatre premières, elle vit apparaître des plaques muqueuses ou des syphilides, et parfois ces deux variétés d'accidents. Les faits de ce genre sont nombreux, et pour s'en convaincre il suffit de lire les observations rapportées par les auteurs ;

____

(1) Traité théorique et pratique de la syphilis, p. 510.

on y voit que la plupart des femmes infectées avant la grossesse ne manquent guère de manifester à ce moment les atteintes de la syphilis. De même que la phthisie, la syphilis se réveille par le fait de l'état puerpéral ; mais, si cet état n'est qu'une cause déterminante, l'accouchement peut être une cause aggravante, et il est possible que la syphilis prenne des allures plus accentuées et plus sérieuses. »

Nous devons ajouter à ces paroles l'enseignement de notre maître, et les conseils qu'il nous a donnés pendant la durée de notre travail.

PATHOGÉNIE.

La grossesse a une influence incontestable sur la syphilis; du moins c'est ce que nous pensons prouver par notre travail. Mais comment procède-t-elle ? Les auteurs sont à peu près muets sur ce point. En effet, pour ne citer que des auteurs contemporains : MM. A. Guérin, Després et Fournier parlent bien de l'action locale qu'exerce l'utérus gravide sur le systême veineux des organes génitaux externes, mais leur explication s'arrête là. Et quoique M. Fournier ait écrit que la *grossesse compliquait la vérole* d'une façon générale, il ne nous dit pas par quel mécanisme cela a lieu. Aux lois de la pesanteur indiquées ci-dessus, nous pensons qu'il s'ajoute une cause d'un ordre plus élevé et plus général; s'il n'en était pas ainsi, on ne pourrait pas comprendre pourquoi la grossesse, dans son cours, étendrait son action sur les manifestations syphilitiques à tout l'organisme, au lieu de la restreindre aux seules régions du périnée, de la vulve et de l'anus.

A propos des différentes manières d'être et des accidents graves de la syphilis, M. Bazin (1) combat l'influence que les adversaires du mercure prêtent à ce médicament dans la production des syphilis malignes. Il termine par cette phrase : « Ce n'est donc pas le mercure qui donne lieu aux syphilides malignes ; ce n'est pas davantage l'état scrofuleux, non plus que les mauvaises conditions hygiéniques, c'est cette inconnue qu'on appelle la *prédisposition interne.* »

Nous devons avouer que dans bon nombre de cas, on ne

(1) Traité de la syphilis, p. 64.

peut pas attribuer à une manière d'être de l'individu, la cause des syphilides malignes ou anomales. Mais pour le sujet qui nous occupe, nous nous permettons d'émettre une opinion tirée de l'état physiologique de la femme pendant la gestation.

En effet, lorsque la femme devient grosse, toutes les fonctions de la vie organique prennent un développement considérable. Les mouvements de nutrition et de dénutrition des tissus, la respiration et la circulation surtout, ont une activité très-remarquable. De plus, et c'est un fait reconnu de pathologie générale, les organes sont d'autant plus prédisposés à *entretenir* les différents états morbides, qu'ils fonctionnent davantage. Telle est, croyons-nous, la raison des modifications de la syphilis chez la femme enceinte. La *prédisposition interne* est donc ici la grossesse.

M. Dubuc (1) n'admet, comme son maître M. Bazin, que la prédisposition interne. Il fait cependant une légère exception, en faveur de la contamination de la mère par le fœtus renfermé dans son sein ; ce serait là une cause de la malignité des syphilides.

Mais pourquoi ce genre d'infection serait-il mis en avant, alors que les autres modes n'ont aucune influence sur ces accidents ?

La source où a été puisé le virus n'est susceptible de ne rien expliquer. Le virus acquiert-il donc de nouvelles propriétés en traversant le fœtus, au point d'être capable, cette fois, de développer des phénomènes si redoutables et si différents de ces premiers effets ? Cette transformation est certainement une pure hypothèse. Il n'y a qu'un fait dans la bizarrerie des effets produits par le même virus, c'est la condition physiologique de la femme enceinte, que nous avons exposée plus haut.

(1) Thèse de Paris, 1864. Des syphilides précoces.

Moret,　　　　　　　　　　　　　　　　　　　　　　　2

Remarquons, en outre, que pendant la grossesse normale, la peau subit des modifications dont la physiologie n'est pas encore bien connue. Citons les principales : pigmentation exagérée, érythèmes locaux, productions papuleuses ou pustuleuses dont l'apparition est un avertissement bien connu des femmes. Nous rappelons aussi que le cœur s'hypertrophie pendant la grossesse, les os, ou se ramollissent ou sont le siége de productions osseuses de nouvelle formation : les exostoses. Le goître est souvent occasionné par la grossesse ; on sait, d'ailleurs, toute l'importance de la modification des phénomènes de sécrétion et d'hyperplasie des parois du vagin, de la vulve : écoulement quelquefois même purulent, et surtout végétations considérables. Enfin, à côté des éruptions, signalons les changements de la peau elle-même, qui est plus mince, plus lisse, plus vasculaire.

CHAPITRE PREMIER.

LA GROSSESSE EST DANS LA PLUPART DES CAS UNE OCCASION DE L'APPARITION PLUS MANIFESTE DES MANIFESTATIONS SYPHILITIQUES.

Notre but étant de montrer d'abord la grossesse comme cause provoquant dans la plupart des cas l'apparition des syphilides, nous avons cru devoir mettre en avant un certain nombre d'observations, qui feront ressortir clairement ce premier point. Nous avons choisi pour cela celles qui ne relatent pas tant les lésions auxquelles la grossesse a donné lieu que le fait en lui-même. Une observation de chancre, présentant une longue durée, sous l'influence de la gestation, termine ce paragraphe.

OBSERVATION. 1. — Marie Des..., brodeuse, femme de..., née à Paris, âgée de 26 ans, entrée le 3 mai 1808, était attaquée de pustules plates aux grandes lèvres, avec un écoulement blennorrhagique, et un point d'ulcération près le méat urinaire.

Son enfant, âgé de 4 mois, présentait des pustules ulcérées aux fesses, qui s'étaient manifestées quinze jours après sa naissance, etc.

Antecédents. — Mariée depuis six ans, jouissant de la meilleure santé avant son mariage, d'une constitution encore très-robuste, Marie Dés... s'aperçut vers le milieu de sa première grossesse, de *boutons* et d'un *écoulement* par le vagin. Elle accoucha à six mois de grossesse, d'un enfant mort.

Les symptômes disparurent à la suite de simples délayants, administré par la sage-femme.

Les mêmes symptômes se renouvelèrent à une seconde grossesse et disparurent spontanément à l'époque de l'accouchement.

Le second enfant naquit à 7 mois, il ne vécut que huit heures. Quatre mois après, nouvelle grossesse. Renouvellement des mêmes symptômes au

____

(1) Bertin, loc. cit.

commencement, et disparition spontanée vers le quatrième mois ; ce qui eut eu dans toutes les grossesses suivantes. Elle accoucha à sept mois et demi d'un enfant encore mort. Un quatrième enfant naquit enfin à terme. Il ne vécut que dix-huit jours ; sa mère, malgré les lésions syphilitiques qu'elle présentait, l'allaita jusqu'à sa mort. Onze mois après, un cinquième enfant, né aussi à terme, mais syphilitique, meurt à six semaines.

Enfin le sixième enfant est, comme je l'ai dit plus haut, livré à nos soins. Cette malheureuse femme est enfin sortie guérie avec le seul enfant qu'elle ait pu conserver.

Tous les renseignements ont été confirmés par le père et la sage-femme.

Réflexions. — L'influence de la grossesse ici ne peut pas être mise en doute. Une jeune femme, bien portante, devient syphilitique de par son mari pendant une première grossesse ; des lésions spécifiques apparaissent bientôt et cèdent assez vite sans l'intervention d'un traitement. Cinq autres grossesses surviennent, et au début de toutes, les mêmes accidents se montrent avec les mêmes caractères. Tous les enfants naissent atteints d'une vérole constitutionnelle très-grave.

Que les phénomènes observés par la mère ne soient pas pour elle d'une ténacité qui se montre si souvent en pareil cas, qu'ils disparaissent plus ou moins spontanément, il n'en est pas moins vrai que leur éruption successive a été occasionnée par chaque grossesse.

Obs. 2 (1). — Bertin signale une observation dans laquelle Françoise Matt, âgée de 22 ans, attaquée à trois mois et demi de grossesse, d'un chancre à la grande lèvre droite et d'ulcères aux amygdales, ne vit ces symptômes disparaître, malgré le traitement, qu'après son accouchement.

Obs. 3 (2). — Marie Mar..., âgée de 27 ans, admise pour la seconde fois le 18 janvier 1809 dans le département des nourrices, fut attaquée à l'âge de 18 ans de pustules ulcérées, fixées sur les grandes lèvres. Elle était enceinte de six semaines quand ce symptôme se manifesta ; elle fit une fausse couche à quatre mois et demi de sa grossesse. Elle subit à cette époque seu-

(1) Bertin, loc. cit.
(2) Bertin, loc. cit.

lement un traitement général et local chez un chirurgien de Paris. Les pustules ne disparurent que quatre mois après.

Deux mois après l'accouchement, elle devient grosse pour la seconde fois. Elle accouche au terme de huit mois d'un enfant mort. Sept mois après le second accouchement, elle devint encore enceinte, et pendant le cours de cette troisième grossesse, elle contracta une blennorrhagie, accompagnée de cuisson en urinant et de douleurs très-vives dans le bas-ventre. Vers le troisième mois, et trois semaines après l'apparition de la gonorrhée, deux bubons inguinaux parurent et se terminèrent par la résolution. A peu près à la même époque, il se manifesta des pustules aplaties sur les grandes lèvres et des choux-fleurs à l'anus. La malade ne fit aucun traitement.

L'enfant naquit mort au terme de six mois. Les pustules disparurent spontanément à l'époque de l'accouchement. Six mois après cette femme devint grosse pour la quatrième fois. La gonorrhée continuait ; quelques pustules se renouvelaient de temps à autre, et c'était surtout pendant la grossesse que ce dernier symptôme se reproduisait. Le quatrième enfant vint encore mort au terme de sept mois.

Les pustules disparaissaient après chaque accouchement. Suivirent un cinquième et un sixième accouchement, pendant lesquels il ne se manifesta rien, si ce n'est la persistance de l'écoulement pendant la quatrième grossesse. Les fœtus furent syphilitiques cependant.

Réflexions. — Cette observation est en tout semblable à la précédente. 4 fois sur 6, la grossesse a été cause de la production de syphilides. De plus, il est à noter que les premières lésions furent très-tenaces et persistèrent pendant toute la période puerpérale.

Obs. 4 (1). — Je fus appelé dans le mois de mars 1822, pour la fille d'un serrurier de cette ville, âgée de 17 ans, d'une santé assez bonne en apparence, et mariée l'année d'auparavant. Elle languissait et toussait depuis qu'elle avait mis au monde un enfant privé de vie. Traitement doux humectant, antiphlogistique. Pas d'amélioration. A la suite d'émotions morales assez vives, la peau se couvrit subitement de taches rondes, d'abord rouges et qui devinrent bientôt d'une teinte cuivreuse ; elles furent jugées syphilitiques. Le mari était sain et sage, la femme n'avait point de reproches à se faire. Mais son père et sa mère, de mœurs dissolues, avaient dans le commencement de leur union et à plusieurs reprises contracté la syphilis.

« Il devenait donc évident que le germe de cette maladie était resté dans

(1) H. Chauffard, loc. cit., p. 350.

l'inaction et comme assoupi tant que rien n'en avait favorisé le développement. Puis la puberté, le mariage et l'accouchement survinrent comme trois grandes crises, trois perturbations majeures, qui, en imprimant de fortes secousses à toute l'économie, avaient réveillé l'énergie du poison vérolique et lui avait communiqué une nouvelle existence. Il avait alors affecté la poitrine ; jeté ensuite sur le système cutané, il avait déterminé l'éruption caractéristique. Les frictions mercurielles et la liqueur de Van Svieten guérirent en trois mois cette affection si singulière dans son origine, son repos et sa marche.

La malade jouit depuis cette époque d'une santé florissante ; elle avait fait plusieurs enfants bien constitués.

Réflexions. — L'auteur de l'observation en fait assez ressortir les points saillants pour que nous ayons besoin de faire remarquer l'influence qu'il accorde à trois grandes perturbations : l'accouchement entre autres.

Obs. 5 (1). — La nommée Louise J..., domestique, âgée de 28 ans, entre à l'hôpital Saint-Louis, le 12 juillet 1822, pour être traitée d'une éruption tuberculeuse siégeant au dos. Cette femme avait eu, six ans auparavant, une blennorrhagie compliquée de bubon, pour laquelle elle suivit pendant un mois un traitement antivénérien. Depuis elle n'avait été affectée d'aucun autre symptôme lorsqu'elle devint enceinte. A la suite du travail de l'accouchement, elle vit apparaître, après quelques symptômes généraux, une éruption qui envahit toute la surface dorsale. La maladie avait débuté neuf mois avant l'entrée de la malade, elle était caractérisée par des tubercules syphilitiques, auxquelles avaient succédé des ulcérations.

A son entrée, G... présentait dans le dos des cicatrices caractéristiques qui accusaient l'existence antérieure de tubercules ulcérées ; on y voyait encore des tubercules à l'état soit d'ulcérations, soit de croûtes. Au cou il y en avait quelques-uns, durs, rougeâtres, dont le centre était ulcéré. Traitée par le sous-carbonate d'ammoniaque, G... sortit le 30 septembre.

Réflexions. — Nous sommes heureux de constater avec Cazenave le rôle que l'accouchement a joué dans l'apparition des syphilides ulcéreuses de cette observation. Le virus syphilitique était resté latent pendant six ans, sans le moindre accident pour la malade.

Obs. 6 (2). — C... est né à Lourcine le 10 février 1842 d'une mère qui a

(1) Cazenave, loc. cit.
(2) Bouchut. Traité des maladies des enfants nouveau-nés, p. 1066.

eu, il y a quatre ans, sur la vulve, des ulcérations pour lesquelles elle est entrée à l'hôpital des Cliniques, où elle est restée quinze jours seulement pour se guérir par l'emploi d'une pommade. Depuis quatre ou cinq ans, la mère ne s'est plus aperçue de rien ; elle a eu une première grossesse qui s'est fort bien passée ; la première enfant, bien portante, est morte de fièvre cérébrale à 17 mois ; elle est devenue enceinte une seconde fois, ayant toujours des rapports seulement avec le même homme qu'elle connaît depuis quatre ou cinq ans, et qu'elle n'a jamais su malade. Pendant sa grossesse, ella a éprouvé des douleurs dans les organes génitaux ; puis elle a été prise d'un ulcère siégeant dans le voisinage de l'anus, et pour lequel elle est revenue à Lourcine dans le courant du mois d'octobre. Elle est sortie de l'hôpital pour attendre l'époque de son accouchement, dans la moitié de décembre, quoique non guérie, car son mal revenait toujours. Depuis son accouchement, il s'est montré une nouvelle ulcération à l'anus. L'enfant, bien portante dans les premiers temps, fut prise, vers le 25 ou 26 mars, d'un coryza syphilitique bien caractérisé.

Réflexions. — La syphilis, chez cette femme, reste à l'état latent pendant quatre ou cinq ans, au point même de ne pas se manifester dans une première grossesse. On était certes en droit de la considérer comme complètement guérie, quand survient une nouvelle période puerpérale. Alors la syphilis se réveille et se traduit par des manifestations durant tout le temps de la grossesse et même au delà. Etait-ce une nouvelle infection ? Non. D'après l'observation, cette femme vivait depuis le début de sa vérole avec le même individu.

Obs. 7 (1). — La nommée G..., gantière, fille, âgée de 35 ans, entra en mars 1850, dans le service de M. Cullerier, à Lourcine. Elle avait eu une ulcération spécifique du vagin, de la grandeur d'une pièce de 50 centimes, en même temps qu'une éruption cutanée abondante, surtout au front et au cuir chevelu, de l'alopécie très-prononcée et des adénites. Elle n'éprouvait de douleurs ni à la tête, ni ailleurs. M. Cullerier prescrivit deux pilules mercurielles par jour. G... suivit ce traitement pendant six semaines. Elle sortit de l'hôpital après disparition de toutes les manifestations. En 1852, éruption limitée sur la cuisse gauche. Cette éruption envahissait une surface de la grandeur d'une pièce de 5 francs ; elle était violette d'abord et, plus tard, elle devenait jaunâtre. Eruption semblable à la tempe droite ; plaques mu-

(1) Zambaco. Affections nerveuses syphilitiques, p. 370.

queuses de l'anus et des grandes lèvres. G... consulta de nouveau M. Cullerier, qui lui ordonna de la liqueur de Van Swieten, qu'elle prit pendant
un mois. Mais, dès que les manifestations se furent dissipées, elle cessa
tout traitement. En 1853, elle devint enceinte; elle eut à cette époque, à
l'avant-bras droit, une nouvelle éruption qu'elle qualifie de dartre. Cette
éruption dura six semaines et céda aux bains sulfureux. Elle accoucha na-
turellement d'un enfant bien portant, qui aurait succombé à la *petite vérole*,
dix-neuf jours après sa naissance. De 1855 à 1856, G... se porta bien. Elle
engraissa et redevint enceinte. Elle accoucha d'un enfant qui vit encore,
sans avoir jamais rien présenté de syphilitique, au dire de sa mère. Quelque temps après son accouchement, il se manifesta chez elle une éruption
pustuleuse, générale, profonde, qui dura cinq mois ; pas de traitement.
Dans la suite, cette malade fut atteinte d'une amblyopie syphilitique de l'œil
droit, avec trois dépôts organisés, de la forme de grains de millet, situé au
côté externe supérieur de la rétine. Diagnostiquée par M. Gosselin. Traitement par l'iodure de potassium. Amélioration.

Réflexions. — Trois ans après les accidents initiaux, la
malade devient enceinte, et bien qu'elle fût guérie depuis
un an déjà de toutes les manifestations vénériennes, elle
voit une éruption analogue aux précédentes se développer
sur l'avant-bras droit. Nouvelle période de guérison jusqu'en 1856, durant trois ans par conséquent. Alors peu de
temps après la terminaison d'une seconde grossesse, une
syphilide généralisée et grave, persistant pendant cinq
mois, vient encore porter atteinte à la santé de cette
femme.

Obs. 8 (1). — Mme B..., venue à Paris pour être traitée du mal vénérien au mois de germinal an IV, avait pour symptômes de cette maladie des
pustules en suppuration aux parties de la génération, et des pustules tuber-
culées et croûteuses en grand nombre sur les cuisses, les côtés du tronc, le
dos et les extrémités supérieures. Ces pustules avaient été guéries à différentes fois, mais seulement pour quelque temps, par des traitements in-
complets, parce que la malade cessait de prendre des médicaments aussitôt
qu'il ne paraissait plus de mal. Mme B..., grosse de sept à huit mois, avait
cette maladie plusieurs mois avant de devenir grosse. M. Cullerier, à qui
elle donna sa confiance après quelques jours de repos et d'usage de bois-

---

(1) Leblanc. Maladies vénériennes des enfants nouveau-nés. Thèse
d· Paris, an XI, p. 22.

sons délayantes, commença à lui administrer un traitement par le sirop sudorifique, aiguisé d'un huitième de grain de muriate sus-oxygéné de mercure; mais il fut obligé de le suspendre au bout de huit jours, parce que la malade sentait par gradation les mouvements de son enfant s'affaiblir et en prenait beaucoup de chagrin. Bientôt les douleurs de l'accouchement se firent sentir; le travail marcha lentement, mais sans accident, et Mme B... mit au monde un enfant mort, dont le corps était couvert de pustules qui eussent présenté le même caractère que celles de sa mère, si elles n'avaient pas été ramollies et macérées dans l'eau de l'amnios. Ces pustules étaient si évidentes que la garde-malade, à qui on voulait cacher l'état de la mère, en fit de suite la remarque, et qu'on fut obligé de lui en faire la confidence.

Réflexions. — L'éruption grave que présentait cette malade se modifiait cependant sous l'influence du traitement; mais une grossesse survient, et les pustules en suppuration ne cèdent en rien pendant tout le temps de la gestation.

Obs. 9 (1). — *Résumé.* Mme X..., femme mariée, entra à l'hôpital des vénériens au mois de germinal an VIII, ayant des pustules consécutives sur tout le corps, de légères exostoses et des douleurs ostéocopes. Elle avait été successivement attaquée de ces symptômes depuis deux ans. Les pustules avaient d'abord paru, ensuite les douleurs et les exostoses; le mari subit aussi un traitement dans le même hôpital pour un bubon fistuleux et des pustules croûteuses. Ils avaient eu l'un et l'autre des chancres et des écoulements plusieurs années auparavant. *Les symptômes actuels s'étaient annoncés pendant la grossesse.*

Obs. 10 (2). — X..., ouvrier mécanicien, atteint d'un chancre induré à la verge, vient me consulter au mois de mars 1856; il m'apprend qu'il a ce chancre depuis six semaines et qu'il est marié depuis trois semaines. Sa femme, âgée de 19 ans, a, depuis huit jours, des boutons aux parties. Lorsqu'elle s'est mariée, elle était vierge et indemne de la syphilis. Je constate l'existence de chancres aux grandes lèvres. Je prescris le proto-iodure. Au bout de six mois, je suis de nouveau consulté par cette jeune femme; elle a des tubercules muqueux à l'anus et aux grandes lèvres, et est enceinte de cinq mois. Je reprends le traitement mercuriel qui avait été abandonné par la malade. Au sixième mois de sa grossesse, elle accouche d'un enfant mort.

(1) Leblanc, loc. cit.
(2) Notta. Mémoire sur l'hérédité de la syphilis. Annales de médecine, 1860.

Réflexions. — La grossesse est évidemment la cause d'apparition de ces tubercules muqueux à l'anus et à la vulve, six mois après la disparition de l'accident initial.

Obs. 11 (1). — Une femme fut infectée, dès le début de son mariage, par un mari syphilitique; une grossesse suivit immédiatement. Au cinquième mois, elle avorta. Un an après, nouvelle grossesse, réapparition des accidents syphilitiques, terminaison normale de la grossesse. L'enfant ne vécut qu'une demi-heure; il était maigre et présentait des taches rouges élevées sur les joues; la peau de la paume des mains, des jambes et de la plante des pieds est rouge et élevée.

Réflexions. — Ces quelques lignes sont assez explicites par elles-mêmes; nous leur laissons toute leur signification.

Obs. 12 (2). — Gabrielle V..., 26 ans, journalière, entra à l'hôpital de Lourcine le 6 octobre 1842. Elle est grosse de huit mois. Elle raconte qu'elle est malade depuis un mois, qu'une ulcération qu'elle porte à la langue a paru en même temps, un peu après celle qu'elle porte à la vulve. Cette ulcération qui siége à l'extrémité de la langue, un peu sur le côté droit, a la largeur d'une pièce de 50 centimes, et présente l'induration caractéristique; à la vulve, petits chancres sur les grandes et petites lèvres, pas d'engorgements ganglionnaires. Elle est mise à l'usage des pilules de proto-iodure de mercure. Au bout d'un mois, elle accouche d'un enfant fort et bien portant. Au bout de trois semaines, l'induration existe encore à la langue; il survient quelques papules sur le front, quelques ulcérations superficielles dans la bouche et sur les côtés de la langue. Six semaines après l'accouchement, on la remet à l'usage des pilules de proto-iodure de mercure; deux par jour, d'un demi-grain chaque. Diminution de la sécrétion lactée sous l'influence de ce traitement. On suspend les pilules et, au bout de quelques jours, le lait était revenu à son abondance première. Reprise des mêmes pilules, nouvelle diminution de la sécrétion lactée. On prescrit alors des pilules de sublimé, et rien ne se manifeste plus du côté des seins.

Réflexions. — Cette femme prend, au septième mois de sa grossesse, une ulcération assez large, et à base indurée siégeant sur la pointe de la langue. Malgré le traite-

(1) Henning. De la syphilis congénitale et de l'allantoïde. Annales de dermatologie et de syphiligraphie, 1870, p. 471.

(2) Maisonneuve et Montanier. Traité des maladies vénériennes, p. 357.

ment, cette lésion persiste environ trois mois, présentant ainsi une durée beaucoup plus longue que celle des chancres habituellement.

Tous ces faits parlent d'eux-mêmes, et ce n'est pas trop nous avancer que de dire qu'ils prouvent et affirment notre première proposition.

Nous allons voir maintenant dans la deuxième et la troisième période, la grossesse agir sur les manifestations syphylitiques comme une condition spéciale et aggravante.

CHAPITRE II.

INFLUENCE GRAVE DE LA GROSSESSE SUR LA SYPHILIS

PÉRIODE SECONDAIRE (1).

Nous avons apporté des subdivisions dans les observations, cherchant autant que possible à les grouper par lésions, en suivant leur ordre d'apparition dans la syphilis normale.

§ I. — *Fièvre syphilitique.*

La fièvre syphilitique observée et décrite avec soin de nos jours par tous les auteurs, est un syndrôme de la période secondaire de la syphilis.

Elle précède ou accompagne les manifestations éruptives de la syphilis ; elle se caractérise par des symptômes propres que nous n'avons pas besoin d'énumérer ici. D'ailleurs nous allons les retrouver dans les observations

(1) Nous avons conservé les dénominations employées par M. le Dr Fournier, dans nos réflexions sur ses observations.

que nous avons recueillies sur ce sujet, mais avec une intensité peu commune, et une allure spéciale. Elle constitue alors un véritable danger pour le malade qu'elle entraîne dans une cachexie profonde. Et si l'on cherche quel rapport il peut y avoir entre l'intensité de la fièvre syphilitique et le pronostic de l'affection, on voit que plus la fièvre est considérable, plus la syphilis est grave. C'est du moins l'opinion qui a cours aujourd'hui dans la science.

Les observations qui suivent mettront bien en lumière le rôle prépondérant que la grossesse joue dans cette perturbation des fonctions de l'économie.

Obs. 13 (1). — Sophie M..., âgée de 19 ans, entrée le 11 février 1806, était attaquée d'une gonorrhée et de chancres fixés sur la face interne des grandes et petites lèvres ; ces symptômes avaient commencé à paraître deux mois auparavant. Elle était enceinte de quatre mois. Traitée dans les salles de chirurgie par la liqueur de Van Swieten, elle éprouvait des douleurs d'estomac très-vives après l'avoir bue et elle la vomissait ordinairement une heure après. Ce traitement fut suspendu le 24 février. Le 8 mars, elle éprouva un accès de fièvre, et, le 10, elle passa à l'infirmerie de médecine. Cette fièvre prit le type tierce. On lui opposa d'abord un éméto-cathartique et les amers indigènes ; mais elle ne céda qu'au quinquina au bout de deux mois. Le 10 mai, cette malade quitta l'infirmerie pour subir un traitement dans le département des nourrices. La gonorrhée avait disparu pendant la fièvre, mais les chancres subsistaient toujours. Nous lui fîmes administrer les frictions mercurielles, et elle présentait toutes les apparences de la guérison, le 17 juillet, jour où elle accoucha d'une fille qu'elle allaita, et qui ne présenta aucun symptôme pendant la lactation.

Réflexions. — Le fait important dans cette observation est la fièvre longue de deux mois, fièvre évidemment syphilitique, bien qu'elle ait cédé aux préparations de quinquina. Mais nous devons faire ressortir aussi la durée excessive des lésions ulcéreuses des grandes et petites lèvres, ne disparaissant qu'au moment de l'accouchement après une existence de sept mois.

(1) Bertin. Loc. cit.

Obs. 14 (1). — Marie B..., âgée de 20 ans, d'une constitution robuste, d'un tempérament lymphatico-sanguin, après avoir séjourné depuis sept semaines à la salle des maladies cutanées, entre à la Clinique d'accouchements le 7 septembre 1846, se disant enceinte pour la première fois, et au commencement du huitième mois; cependant elle est en travail d'enfantement.

Au début de la grossesse, elle avait éprouvé de la céphalalgie, des douleurs dentaires, qui continuèrent jusque dans les derniers mois; accompagnées de perte d'appétit et de vomissements. Au quatrième mois, survint une fièvre intermittente tierce, qui se termina spontanément au bout d'un mois. Elle avait été traitée à la susdite salle pour une éruption de pustules généralisées sur tout le corps. En ce moment, ces pustules sont cicatrisées, on en voit des traces aux deux fesses, et à la grande lèvre du côté droit une pustule plate guérie. Elle accoucha, le 8 septembre, d'un enfant du sexe féminin, incomplètement développé et non à terme. Il porte sur le dos une tache rouge foncée, avec un lambeau d'épiderme provenant d'une bulle de pemphigus.

Réflexions. — Un point spécial mérite de fixer notre attention. C'est, outre les symptômes locaux, la fièvre intermittente à type tierce survenant au quatrième mois de la grossesse, et cédant spontanément après quatre semaines. L'infection paludéenne ne peut entrer en ligne de compte; la fièvre syphilitique a revêtu une forme particulière dans ce cas.

Obs. 15. — Communiquée par M. le Dr Lancereaux.

Françoise L..., âgée de 24 ans, cuisinière, entre à l'hôpital Saint-Antoine, le 5 août 1872, service de M, le Dr Lancereaux. Elle était au cinquième mois de sa grossesse.

En mars, rapports sexuels, et peu de temps après, apparition du chancre. Elle est à Paris depuis un an. Il y a deux ans, premier enfant qui se porte bien. Fait la connaissance d'un individu qu'elle quitte bientôt. Il y a deux mois, elle s'est aperçue de boutons aux parties génitales, à gauche seulement. Peu après est survenue sur la peau une éruption qui s'est étendue à une grande partie du corps. Les éléments de cette éruption sont isolés. Cette femme est amaigrie, triste; elle prétend avoir perdu de ses forces et s'être amaigrie d'une façon notable depuis plusieurs mois; ne tousse pas cependant, et n'a pas de diarrhée. Elle attribue son amaigrissement aux chagrins que lui aurait causés l'infidélité de son amant.

(1) C. Hertle. Du pemphigus des nouveau-nés. Thèse de Strasbourg, 1847.

Les deux lèvres de la vulve sont littéralement couvertes de plaques muqueuses sordides et d'une odeur infecte. Adénopathie bi-inguinale. La face et le cou sont le siége de 5 ou 6 plaques; ces plaques sont circulaires et plutôt elliptiques. Elles sont constituées par des croûtes verdâtres superposées et d'une hauteur de près d'un centimètre, disposées de façon à former un cône tronqué. Une éruption analogue existe sur les mollets, sur le dos et la plante des pieds, en arrière des malléoles sur les cuisses. Elles sont moins belles. Partout cette éruption présente les mêmes caractères. Elle paraît commencer par une petite pustule qui s'étendrait peu à peu, et l'épiderme tombant, il se produit une exsudation analogue à celle des plaques muqueuses. Ces exsudations se recouvrent de croûtes qui se dessèchent bientôt; il se produit une desquamation de la circonférence au centre, de telle sorte qu'à un certain moment, il existe au pourtour de la croûte un cercle rougeâtre avec coloration blanchâtre. La croûte tombée, il reste une petite saillie rosée, qui s'écorche peu à peu sans laisser de cicatrice.

Etat fébrile manifeste surtout le soir; appétit médiocre. Du 5 au 15 août, pansement local avec poudre d'iodoforme. Sirop d'iodure de fer à l'intérieur.

Le 16. Les plaques muqueuses ont à peu près disparu; l'éruption du tronc persiste; il en est de même de la fièvre; l'appétit est peu marqué. Tisane de gentiane; sirop de Gibert.

5 septembre. La céphalée, qui était persistante, avant de prendre le sirop de Gibert, n'existe plus; l'appétit est revenu, la physionomie meilleure.

Le 8. La malade est prise de frisson et de fièvre, persistant le 9. Tuméfaction ganglionnaire sous la mâchoire inférieure, vers la ligne médiane.

Le 10. Suppression du sirop de Gibert, qui est remplacé par sirop de tartrate de fer, 30 gr. (contenant 2 gr. de sel).

Le 17. *Suppuration de la tuméfaction sous-maxillaire.* L'éruption siége également à la paume des mains et à la plante des pieds. Iod. pot., 0,50.

Le 28. A eu hier, dans l'après-midi, un petit frisson d'une demi-heure. Ce matin, peau chaude. P. 120. Perte d'appétit, céphalalgie légère.

3 octobre. L'éruption de la jambe gauche et de la plante du pied gauche a presque complètement disparu. La jambe droite est améliorée, ainsi que la face. L'état général est meilleur. La malade a repris des couleurs. — Iod. pot., 0,50. Tartrate de fer depuis cinq jours, 1 gr.

Le 10. Jusqu'ici a continué de prendre chaque jour, ki. 3,50 et tartrate de fer, 1 gr.

Même état de l'éruption; plaques muqueuses à l'angle interne des lèvres. P. 109; peau chaude.

Depuis deux jours, se plaint de frissons toutes les fois qu'elle sort du lit. Absence de toux; rien dans la poitrine ne rend compte de ce symptôme. On aperçoit sur les deux cuisses et les jambes une poussée de roséole, qui vraisemblablement est en rapport avec l'état fébrile. Même éruption sur le bras et l'avant-bras gauches. A droite, éruption plus ancienne, en voie de disparition.

Le 25. La malade a eu une espèce de syncope. Etourdissement quand elle veut se lever. Facies injecté; fièvre. P. 84; appétit presque nul.

Le 26. P. 96; peu d'appétit; dégoût de la viande; ni diarrhée ni vomissement; persistance de la roséole. Plaques et tubercules muqueux aux parties génitales sous les aisselles; diminution de l'éruption des pieds; persistance des plaques du tronc, quelques-unes de la largeur d'une pièce de 2 fr.; elles sont limitées par un léger bourrelet couvert de croûtes blanchâtres.

21 novembre. Pas d'appétit. Effacement des plaques syphilitiques et des cercles recouverts de squames à leur circonférence. Disparition de la roséole sur le tronc. Mais la fièvre a persisté tous les jours.

Le 24. Fièvre. Insomnie. 1 pil. de Sédillot. Bain sulfureux tous les deux jours.

Le 25. Température axillaire, 37° 4. Température du matin.

Le 27. Peau chaude. La malade se plaint d'un frisson. Au moment de la visite, 124 pulsations.

Le 28. Hier soir fièvre très-vive. Pouls 112. Perte d'appétit.

9 décembre. Etat général meilleur; éruption à peu près complétement disparue; pas de fièvre et dort la nuit. Cette amélioration s'est manifestée à partir du jour où ele a pris des pilules de Sédillot.

Elle accouche dans le mois de janvier. Son enfant meurt au bout du premier mois. On ne trouve rien à l'autopsie.

Réflexions. — L'histoire de cette malade est vraiment curieuse. Pendant toute sa grossesse, elle a été sujette à des accidents de toutes sortes.

Celui sur lequel nous voulons surtout insister, est la fièvre qui, s'emparant de la malade au début des manifestations syphilitiques, est caractérisée surtout par une longue durée, la fréquence des pulsations; elle s'accompagne, comme phénomènes généraux, de frissons, d'inappétence, d'insomnie rebelle, et finalement de cachexie syphilitique prononcée.

Les phénomènes locaux méritent aussi une mention particulière. En effet, ce sont des plaques muqueuses ulcérées, siégeant sur plusieurs parties du corps et recouvertes de croûtes épaisses, noirâtres, superposées, à sommet tronqué, semblables à des croûtes d'ecthyma, qui ouvrent la marche des éruptions cutanées. Quelques mois plus tard seulement apparaît une roséole tardive et lente dans son évolution. Ces désordres locaux ont existé pendant toute la gestation, avec quelques alternatives d'amélioration suivie bientôt de nouvelles poussées, sans être influencés beaucoup par le traitement.

Les phénomènes fébriles durent aussi longtemps, quoi que l'on fasse, passant de l'état continu à l'état intermittent, jusqu'au moment de l'accouchement, et augmentant d'intensité suivant l'état des éruptions cutanées.

La grossesse a imprimé dans ce cas, un cachet de gravité, aux manifestations syphilitiques.

Obs. 16. Communiquée par M. le Dr Fournier.
Louise D..., entrée à l'hôpital de Lourcine, le 3 octobre 1871.
Pas de grossesse ni de syphilis antérieures. Il y a huit jours, elle a éprouvé une douleur très-vive à l'anus, et en même temps elle a eu des boutons à la vulve; elle perdait en blanc, et éprouvait une vive douleur en urinant. On constate, au moment de son entrée, une légère ulcération à l'anus. Ses petites lèvres sont œdématiées; pas d'érosions: mais sous le capuchon du clitoris, une ulcération rose, sanguinolente. Sur la grande lèvre droite une papule commençante. En pressant le méat urinaire, il s'écoule quelques gouttelettes de pus jaune verdâtre. Pas de taches sur le corps; les ganglions sont engorgés.
Uréthrite. Chancre syphilitique.
Intertrigo érosif de la face interne des petites lèvres. Toute la face interne du capuchon du clitoris est convertie en érosions, au milieu desquelles une des plus notables est celle qui occupe la gauche du clitoris. *Chancre infectant, desquamatif, superficiel.* L'induration est assez minime.
5 octobre. Sur le dos, quelques taches rosées; début probable de roséole. Ses cheveux tombent depuis huit jours, diminution de sensibilité sur les mains, la face postérieure des avant-bras. Membres inférieurs intacts.
Le 13. — Tout est presque sec à la vulve. Roséole.
Le 16. — Malade depuis deux jours; inappétence, douleurs dans les membres, notamment dans les genoux. 100 pulsations. Douleur au niveau de la partie supérieure du cubitus à la pression et au-dessus de la rotule. Roséole occupe le dos et le thorax. Maux de tête. Temp. matin 38°, 1. — Catap., potages, thé.
Le 17. — 82 puls. T. 38°,3.
Le 18. — Insomnie; douleurs dans tous les membres. Fièvre hier soir

ayant duré une partie de la nuit. 84 pulsations. Début de l'adénopathie cervicale. Les symptômes généraux sont plus accentués que l'éruption. 1 pilule de proto-iodure.

Le 21. — Il s'est produit aux environs de la lésion primitive un peu d'herpès. Diarrhée. — Diascordium.

Le 22. — Moins de fièvre ; elle prend toujours le soir de quatre à dix heures. Croûtes du cuir chevelu. Douleurs moins vives. *Enceinte de cinq mois.*

Le 30. — Syphilides érosives à la face interne des petites lèvres. Attaque d'hystérie. Julep éthéré.

2 novembre. Malaise, fièvre. P. 124. T. 38º,3.

Le 12. — Fièvre ayant débuté à minuit par des frissons. Pouls 104. Temp. 38º. Soir. — Pouls 100 ; Temp. 38º,1. Point de côté, rien dans la poitrine.

Le 13. — Les accidents vulvaires persistent toujours, ce qui paraît être sous l'influence de la grossesse. La malade est souffrante, se plaint de douleurs dans le dos, dans le ventre. Inappétence. Langue nette. Pouls 104, T. 37º,9. Se plaint d'avoir eu la fièvre cette nuit ; frissons suivis de moiteur. Éruption au cou d'éruptions de syphilides herpétiformes, commençant déjà à se former. Grande pâleur. P. 100.

Le 14. — P. 100. T. 38º,2. Dit avoir eu la fièvre hier depuis dix heures jusqu'au milieu de la nuit.

Le 15. — P. 104. T. 38. Maux de tête. Douleurs dans le ventre continuent. Langue humide, à peine grisâtre. Quelques frissons nocturnes. P. 104. T. 38º,2. On reprend la pilule de proto-iodure suspendue quelques jours auparavant.

Le 16. — Abattue. Ne peut se lever. Dit n'avoir aucune force. P. 100. T. 37º,9. Chaleur de la peau, douleurs dans les reins et dans le ventre, insomnie. Soir. P. 116. T. 38º,2. — 1 portion de Bagnols.

Le 17. — Le cou et le dos sont couverts d'une syphilide herpétiforme typique. Il en existe aussi quelques groupes au niveau des saignées et sur les membres inférieurs. P. 104. T. 37º, 5. Plaques amygdaliennes diphthéroïdes. Soir. P. 100. T. 37º, 9. — Gargarisme ou chlorate de potasse.

Le 18. — Cette nuit, fièvre, chaleur légère. P. 92. T. 37º,8. Tantôt à midi, syncope en se levant. Céphalalgie. P. 92. T. 37º,7.

Le 20. — P. 120. T. 38º. Chaleur à la peau, pâleur, abattement. Ne peut se lever. Maux de cœur ; nausées. Reste toujours couchée, langue humide, un peu grisâtre. Peu d'appétit ; douleurs de tête assez fortes pour troubler la vue de temps à autre.

Taches de psoriasis dans la paume de la main gauche. Enrouement ; rien dans le thorax qui justifie la fièvre. Plaques sur les deux amygdales. *Douleurs dans les tibias.* Sensibilité à la pression dans quelques points circonscrits. *Battements de cœur* hier soir pour la première fois. Pouls 100 Temp. 38º.

Moret.   3

Du 21 au 24, le pouls varie de 88 à 100 pulsations, et la température de 37º,5 à 38º,3.

Le 25. — P. 108. T. 38º,1. Même état; douleurs abdominales, ne tousse pas; rien dans la poitrine. Quelques papules frontales récentes. Etourdissement quand elle se lève; mange une portion. P. 103. T. 38º.

Du 26 au 28. — Amélioration; langue nette, humide; mange cinq portions.

Le 29. — P. 124. T. 38º,3. Langue humide, nette; vives douleurs de ventre. *Enrouement*; inappétence hier et ce matin. Sueurs abondantes hier. — Un granule de digitaline.

Le 30. — Se trouve mieux; pâleur; fièvre cette nuit; insomnie. P. 104. T. 37º,5. Soir. P. 104. T. 38º,1.

2 décembre. P. 100. T. 38. Pâleur; les syphilides du dos sont presque effacées. De même pour les boutons du front. 2 pilules proto-iodure. Soir. P. 104, T. 39.

Le 3. — Fièvre. 1 granule de digitaline. Soir. P. 120 T. 38º,4.

Le 4. — P. 100. T. 37º,8. Prise par moments de suffocation; étourdissement; douleurs dans le ventre.

Le 6. — Epistaxis et fièvre cette nuit.

Du 7 au 10. — Décroissance de la fièvre. Plus de digitaline.

Le 11. — Les papules hypertrophiques de la marge de l'anus sont encore très-volumineuses.

Le 17. — Avoue n'avoir pas pris depuis longtemps les pilules de proto-iodure.

Le 13. — Elle a été prise de fièvre hier soir; insomnie; souffre du ventre.

14 janvier. — Les plaques muqueuses vulvaires existent encore. Cautérisation au nitrate d'argent et à l'acide acétique.

Réflexions. — La fièvre syphilitique est ici très-remarquable; non-seulement la durée en est très-longue, trois mois environ, mais encore elle a revêtu un caractère d'une gravité exceptionnelle. Rien dans les organes ne peut expliquer cette fièvre avec persistance d'élévation de la température, nombre considérable des pulsations, insomnie, perte d'appétit, amaigrissement, pâleur, faiblesse. Le traitement employé ne la modifie pas; de temps en temps seulement, un peu de rémittence. De plus, l'observation signale de l'enrouement, des suffocations, des étourdissements, des douleurs vives et une épistaxis. Ces symptômes ordinaires à la fièvre syphilitique ont été dans ce cas beaucoup plus intenses qu'habituellement. En même temps la malade présente des syphilides papuleuses de la vulve de l'anus et de quelques autres points du corps; syphilides dont la persistance est attribuée par l'auteur à la grossesse.

Obs. 17. — Communiquée par M. le Dr Fournier.
Olympia M... entre le 17 août 1869 à Lourcine dans le service de M. le Dr Fournier.

Se dit malade depuis le 20 février; s'est soignée incomplètement jusqu'à cette époque.

État actuel. — Syphilide érosive des petites lèvres; sur la gauche deux érosions à base parcheminée; à la partie inférieure des grandes lèvres, accidents semblables; à la marge de l'anus, une érosion à droite; de plus à la partie antérieure de l'anus une ulcération un peu creuse, supportée par un pli légèrement induré. Dans le sillon génito-crural, sur le pénil et les plis inguinaux, plusieurs papules dont quelques-unes sont suintantes, et d'autres recouvertes d'une petite croûte. A la face interne des cuisses, syphilide papuleuse.

Syphilide érythémato-papuleuse datant de trois semaines environ. Dit avoir la fièvre depuis trois semaines l'après-midi seulement; l'a eu plus forte ces jours derniers. P. 86. Langue un peu blanche; ne mange que des potages, mais éprouve à chaque instant le besoin de manger. Diarrhée. — 30 *selles dans la nuit.* Douleurs dans une jambe; céphalée continue; quelquefois des battements de cœur. Premier bruit du cœur légèrement soufflant. Papules du menton, du dos, quelques plaques dans les mains. Bain. Pilules de protoiodure.

Le 20. Va mieux; pas de fièvre; quelques plaques d'ecthyma au cou.

Le 21. Pas de fièvre hier au soir; mal de tête et de gorge. De temps à autre, des frissons. Se plaint d'une douleur comme rhumatismale dans le haut du bras, nullement dans l'articulation scapulo-humérale. Quelques douleurs de rein; pas d'appétit, ne mange bien que le potage.

Le 22. A des frissons à trembler. Ce soir, a eu des frissons jusqu'au dîner, puis alors des sueurs; inappétence; céphalalgie continuelle qui l'empêche de marcher. Garde le lit parce qu'elle a froid. P. 80, T. 37°,7.

Le 23. Maux de cœur; céphalée, même douleur du bras gauche; se plaint de mal à la gorge, mais il n'y a rien d'apparent, pas même de rougeur. P. 102. — Soir: a eu froid depuis ce matin, ne s'est réchauffée qu'après son repas; c'était un froid général. Actuellement la chaleur lu monte vers la tête par bouffées. P. 96. Éprouve dans la journée des vertiges inappétence, dégoût.

Le 24. Céphalée continue; parfois mouche du sang; a toujours froid. Mal à la gorge. La syphilide érosive a disparu, l'éruption s'efface. Soir: P. 84.

Céphalée, sueur il y a une heure étant dans son lit; grande fatigue. T. 37°,6.

Le 25. A vomi ce matin, mal au cœur, pas de frissons ni de sueurs. P. 72. Soir : inappétence, dégoût pour la viande. Céphalée, P. 88.

Le 26. Éruption stationnaire, mal à la gorge, céphalée continue. Se sent fatiguée.

Le 28. Va mieux. Se lève sans ressentir trop de fatigue : l'éruption se modifie peu; vomit tous les matins. La malade a toujours sa douleur d'épaule, mais se sent mieux; peut se tenir levée tout le jour; éprouve de temps à autre des bouffées de chaleur qui lui montent à la face. P. 88 ; quelquefois des étourdissements. Plaques opalines des amygdales.

Le 31. Sensation de froid général; coliques; la céphalée a diminué. Dyspepsie, crampes d'estomac; pas d'appétit, pas de sommeil; palpitations.

1er septembre. Palpitations, étourdissements, sensation de froid général. L'éruption disparaît un peu. Douleur vive entre les épaules, s'irradiant dans le bras gauche.

4. Sein douloureux depuis quelques jours, surtout au niveau du mamelon. — Cataplasme laudanisé.

Plaque syphilitique sur l'amygdale droite.

Le 5. Vomissement de matière bilieuse. Fièvre cette nuit; abattue ce matin. P. 80.

Du 6 au 12, légère diminution d'acuité de tous les phénomènes.

Le 13. Ce matin les plaques amygdaliennes sont augmentées; ganglions sous-maxillaires engorgés et douleur des deux côtés. *Plaques muqueuses opalines des amygdales.*

Le 18. Ne dort pas la nuit; céphalée; bouffées de chaleur à la tête, nausées. P. 84. Bon appétit, éprouve un peu de soulagement après avoir mangé. Amygdales grosses, ulcérées.

Le 27. N'a pas dormi cette nuit; nausées ce matin; chaleur vive de la peau. P. 80.

Syphilide très-accentuée, polymorphe, papuleuse, papulo-croûteuse; confluence moyenne, très-large dans le dos. Douleurs d'estomac; vomissements très-fréquents. — Injection hypodermique.

Le 30. Ne peut supporter les injections de sublimé. N'a pas dormi la nuit; coliques surtout la nuit.

Le 8 octobre. Irritation gingivale; sur plusieurs points même, il y a des ulcérations. On continue cependant les injections, dont une, faite sur la langue, produit une petite eschare.

Le 21. L'éruption a pâli. Mieux manifeste sous l'influence du traitement suivant : Vin de quinquina, 6 pilules de Blaud ; 3 bains sulfureux par semaine Injections de sublimé tous les jours.

A l'époque de sa sortie, le 29 novembre, il ne reste plus sur le corps que des macules et quelques pustules non terminées. *Enceinte de six mois.*

Rentre le 14 décembre. Depuis sa sortie, elle a tous les jours une pilule de proto-iodure, et s'est gargarisée avec de l'alun. Elle a toujours mal à la gorge. Ses jambes sont très-faibles, enflées; a perdu beaucoup en blanc. Rien à la vulve. Elle a toujours eu une fièvre continue, plus forte le soir; céphalalgie, douleur dans les reins; à la base du thorax, douleurs en ceinture. Constipation opiniâtre ayant résisté même aux lavements.

Sommeil ordinaire, soif très-vive, appétit faible. — Lavement avec miel de mercuriale, 60 gr.

22 décembre. L'enfant remue; douleurs très-vives, continues au niveau des fausses côtes. — Julep de chloral, 4 gr.

2 Janvier. Jambes enflées; ni sucre ni albumine dans l'urine. Toujours douleurs dans la poitrine, et rien à l'auscultation. Stomatite.—On cesse les pilules, injection de morphine, 20 gouttes.

Le 3. Depuis plusieurs jours, la tumeur abdominale a fait de très-grands progrès; la matité remonte jusqu'à l'appendice xiphoïde. Sonorité dans les parties déclives. Œdème considérable des grandes et petites lèvres ainsi que des pieds. Respiration très-fréquente, R. 40, P. 112. N'a cessé de crier toute la nuit. Les injections ont toujours calmé les douleurs pour un certain temps.

Le 5. Epistaxis abondante cette nuit. P. 112. Respiration toujours pénible. Le soir, dyspnée marquée. Un lavement provoque une selle abondante qui soulage beaucoup la malade.

Le 7. Pour soulager la malade, on fait deux injections de morphine dans la journée.

Le 8. L'œdème de la vulve est énorme. Peau chaude. Pouls très-petit, 160 p.

M. le Dr Péan examine alors la malade. Sonorité dans les parties déclives, mais matité dans la fosse iliaque gauche en dehors de l'utérus. Le soir, M. Péan fait la ponction des membranes à travers le col de l'utérus. Il s'écoule un liquide amniotique trouble, d'une odeur infecte, d'une abondance considérable; il y avait une hydramnios. Après la ponction, le pouls est plus fort, moins fréquent; 120 P. La respiration est libre.

A 11 heures du soir, elle accouche d'un enfant mort de 7 mois environ, macéré, verdâtre. Hémorrhagie difficile à arrêter. (Seigle ergoté, 2 grammes. Compression de l'aorte pendant trois à quatre heures.) Huit jours après, elle succombait aux suites de la fièvre puerpérale.

Réflexions. — La fièvre syphilitique a été très-intense, avec ses phénomènes habituels, mais plus développés; douleurs vives, en ceinture, céphalalgie, épistaxis, etc. Elle a duré depuis le troisième mois de la grossesse jusqu'à la mort, survenue quelques jours après l'accouchement. Signalons en outre des phénomènes nerveux caractérisés par une sensation de froid très-pénible, mettant la malade dans une grande inquiétude et la forçant à se plaindre. Un fait particulier encore, c'est l'hydramnios constatée par la matité et la ponction. Ce fait serait assez fréquent dans la grossesse des femmes syphilitiques.

§ 2. *Lésions localisées aux organes génitaux externes.*

Toutes les observations trouvées sur ce point montrent bien l'état confluent et la ténacité des lésions des organes génitaux externes, signalés par les auteurs que nous avons cités dans notre aperçu historique.

OBS. 18 (1). — Le 4 juillet 1672, j'ai vu une jeune femme de 22 ans, mariée seulement depuis cinq mois, et grosse de deux mois et demi, à qui son mari, qui était infecté depuis peu de la maladie vénérienne, avait communiqué la même maladie, comme il paraissait par quantités de pustules malignes, et par plusieurs ulcères aux deux lèvres extérieures de la vulve, pour raison de quoi je conseillai à son chirurgien, qui m'avait fait voir cette femme, de la traiter de sa maladie, nonobstant sa grossesse; mais avec grande précaution, ce qu'il fit avec bon succès; lui ayant procuré un flux de bouche modéré durant un mois, s'étant abstenu, comme je lui avais conseillé, de l'usage ordinaire des bains, qui auraient pu provoquer l'avortement à cette femme, qui par ce traitement fut parfaitement guérie de la maladie contagieuse dont elle était infectée, et accoucha ensuite, heureusement à terme, d'un enfant fort, sain, qui avait été en même temps préservé de cette maligne contagion, qui sans ce traitement l'aurait indubitablement fait périr au ventre de sa mère ou peu de temps après être né, comme il a coutume d'arriver à ceux qui viennent au monde infectés de cette pernicieuse maladie.

Réflexions. — Une jeune femme est infectée par son mari au moment de sa grossesse et de suite, comme premières manifestations, ce sont des quantités de pustules malignes et plusieurs ulcères à la vulve.

OBS. 19 (2) — Agnès Gros, couturière, femme B..., âgée de 24 ans, en-

(1) Mauriceau. Traité des maladies des femmes grosses et de celles qui sont accouchées, t. II, p. 60, 1721.
(2) Bertin. Loc. cit., p. 151.

trée le 16 brumaire an X, enceinte de six mois, était attaquée d'un engorgement inflammatoire de la grande lèvre gauche, qui existait depuis six jours, de pustules chancreuses à cette même partie depuis dix jours, de condylômes chancreux sur le fondement depuis dix-neuf jours, et d'un écoulement du vagin depuis vingt et un jours.

Elle était infectée pour la cinquième fois. La première infection consista dans une gonorrhée. La seconde dans une gonorrhée et des pustules. Mêmes symptômes à la troisième, plus les condylômes.

Il y a eu à peu près un an d'intervalle entre chaque infection.

Elle a été traitée à chaque fois dans les salles de chirurgie par la liqueur de Van Swieten.

Le même moyen a encore été employé pendant sa grossesse ; mais plusieurs symptômes d'affection catarrhale et des vomissements ont forcé de suspendre la liqueur dans ce dernier traitement.

Elle est accouchée le 8 pluviôse an X, et elle a nourri son enfant dans notre département.

Cet enfant n'a présenté aucun symptôme, et est sorti avec sa mère dans un état de parfaite santé.

Réflexions. — Cette femme, atteinte depuis cinq ans de syphilis acquise, présente à différents intervalles éloignés les uns des autres des phénomènes particuliers, variant avec chaque éruption et siégeant à la vulve et au périnée.

L'éruption coïncidant avec la grossesse est celle qui, comme on peut s'en convaincre par l'observation, est la plus confluente et s'accompagne de symptômes les plus accentués.

OBS. 20 (1). — *Résumé*. — La nommée G..., âgée de 24 ans, brune et d'une petite stature, fraîche et bien portante en apparence, fut conduite à la salle d'accouchements de la Clinique de la Faculté le 2 août 1850.

Quelques mois après un premier accouchement, délaissée par le père de son premier enfant, elle établit de nouvelles relations avec un homme dont la santé paraissait excellente, et qui, d'après elle, ne portait aucune trace d'affection syphilitique.

Quoi qu'il en soit, une seconde grossesse survient ; elle était parvenue au deuxième mois environ lorsqu'apparut à la face interne de l'une des grandes lèvres une petite plaie circulaire qui, résistant plusieurs jours à des lotions émollientes qu'elle employait, la décidèrent à réclamer les soins d'un confrère de la rue Dauphine.

(1) Annales des maladies de la peau, t. III, p. 303.

La plaie avait alors la forme d'un bouton dur et assez gros. On lui dit qu'elle avait un chancre et on lui fit quelques cautérisations avec le nitrate d'argent, et en peu de temps cette lésion locale avait disparu entièrement. La malade se crut guérie; cependant trois mois après, c'est-à-dire lorsqu'elle était grosse d'environ six mois, elle remarqua quelque chose d'insolite dans le voisinage de l'anus et sur les grandes lèvres. Comme elle ne parla de rien au moment de son admission, ce ne fut qu'à l'occasion des examens rendus nécessaires pendant l'accouchement qu'on constata les lésions suivantes :

« Autour de l'anus et sur les parties génitales externes existent plusieurs plaques muqueuses sur la nature desquelles il est impossible de se méprendre; M. Paul Dubois, M. Hersent, son chef de clinique, plusieurs personnes qui suivaient la visite et moi-même, avons pu les voir et les examiner à différentes reprises. Les ganglions de la région cervicale postérieure me parurent un peu développés. Du reste, aucune autre manifestation secondaire de la syphilis.

L'accouchement se fit le jour même de l'entrée. L'enfant, du sexe féminin, meurt au vingtième jour, il était atteint de pemphigus.

Réflexions. — Dans cette observation, la durée des plaques muqueuses existant pendant plus de trois mois, est digne d'intérêt. De plus, elles ont constitué les premiers phénomènes et les seuls de la période secondaire. La réosole a fait complètement défaut.

Obs. 21 (1). — Angélique, âgée de 30 ans, native de Saint-Étienne (Loire), d'un tempérament délicat, et assez mal réglée, vint me consulter pour un engorgement considérable aux grandes lèvres, accompagné d'excoriations, de pustules ulcérées au pli des cuisses et de grosses pustules à la marge de l'anus. Elle était enceinte à peu près de cinq mois et demi. Après que je lui eus administré, durant une vingtaine de jours, le traitement que je jugeai convenable, soit par négligence ou par crainte d'être fatiguée par la continuité des remèdes, malgré mes réflexions, elle voulut renvoyer sa cure après ses couches. Au neuvième mois, elle mit au monde un enfant faible, petit, et presque sans épiderme ; il avait la figure d'un vieillard ; sa peau était presque toute excoriée, flasque et ridée. Plusieurs symptômes se manifestèrent successivement, l'enfant périt le quarantième jour.

Obs. 22 (2). — Élisabeth, âgée de 25 ans, d'une constitution robuste, ayant été traitée infructueusement d'une vérole, par un officier de santé, vint consulter mon père sur les accidents qu'elle éprouvait.

(1) Giraud. La vérole peut-elle se communiquer à l'enfant avant la naissance? An XIII, p. 18. — Thèse de Paris.

(2) Giraud. Loc. cit.

Elle était sur le point d'accoucher. Outre des douleurs ostéocopes insupportables qu'elle ressentait surtout pendant la nuit, elle avait un chou-fleur énorme qui s'étendait du périnée jusqu'à la marge de l'anus et les parties environnantes; il avait près de quatre pouces de longueur, deux de largeur, et près de deux d'épaisseur. Mon père continua son traitement pendant vingt-huit jours, après lesquels elle accoucha à terme d'un enfant faible, il est vrai, mais qui n'avait aucun symptôme extérieur de vérole. Sa mort arriva cependant deux mois après sa naissance dans le marasme, après avoir présenté des excoriations à l'anus et communiqué la vérole à sa nourrice.

Obs. 23 (1). — Marguerite ..., femme mariée, âgée de 29 ans, d'un tempérament très-délicat et enceinte de sept mois, vint se présenter à moi pour me consulter sur les phénomènes qu'elle éprouvait depuis quelque temps : les principaux étaient une gonorrhée virulente, des pustules crustacées et ulcérées à l'anus, un engorgement assez considérable aux deux grandes lèvres, qui étaient, en outre, parsemées de pustules chancreuses.

D'après les renseignements certains que j'eus occasion de prendre auprès du mari, je m'assurai que ce n'était que depuis la deuxième grossesse de son épouse qu'ayant eu occasion de fréquenter, pour la première fois, une femme étrangère, il ne tarda pas à s'apercevoir de l'apparition de quelques petits chancres au gland et au prépuce; mais, croyant qu'il suffisait, pour ne pas communiquer l'infection vénérienne à sa moitié, de se laver avec de l'eau mucilagineuse, plein de confiance dans son moyen préservatif, il continua de la voir comme par le passé.

Des chancres, des gonflements aux grandes lèvres se manifestèrent d'abord chez l'épouse, puis enfin successivement les symptômes dont j'ai donné le détail. Comme il est aisé de s'en convaincre, la maladie avait déjà eu le temps, depuis plusieurs mois, de faire des progrès et de se propager dans tout le système.

La faiblesse de complexion de cette femme, augmentée par la maladie qui l'affligeait, hâta le terme de sa couche de près d'un mois : elle mit au monde un enfant faible, maigre, peu développé, qui mourut avec des lésions syphilitiques un mois après la naissance.

Réflexions. — Ces trois observations du même auteur présentent des exemples remarquables de lésions syphilitiques rebelles siégeant aux organes génitaux externes.

Obs. 24 (communiquée par M. le Dr Fournier). — Joz... (Adeline), âgée de 20 ans, entrée le 6 août 1868, est malade, depuis environ six semaines, de sa première affection vénérienne. Elle commença à avoir, il y a deux mois, un écoulement vaginal, puis, il y a un mois, elle s'aperçut qu'elle avait

(1) Giraud. Loc. cit.

trois petits boutons sur la face droite, à l'endroit même où se trouve le groupe de plaques végétantes.

Elle n'a fait aucun traitement. Pas de confrontation possible. Elle eut un enfant il y a un an. Elle n'a pas eu ses règles depuis six mois, son ventre a un peu augmenté de volume; elle croit sentir remuer dans son ventre depuis quelque temps. Les varices de la grande lèvre datent de la dernière grossesse.

Le 7. Plaques muqueuses végétantes, multiples, occupant la marge de l'anus des deux côtés, nombreuses surtout à droite, où elles forment une large plaque érosive coupée en tous sens par des sillons profonds et par des rhagades qui rayonnent autour de l'anus. Ces plaques sont rosées, érosives, mais sécrètent peu.

L'anus lui-même est sain. Toute cette plaque périanale est d'une dureté absolument cartilagineuse. Sur les grandes lèvres, deux ou trois petits mamelons presque secs. Leucorrhée vaginale puriforme. Adénopathie bi-inguinale moyenne. Ganglions multiples et indolents.

Utérus remontant presque jusqu'à l'ombilic. Col très-mou, orifice entr'ouvert. Grossesse de cinq à six mois. Rien au cuir chevelu, sauf sur l'occiput une plaque croûteuse large, d'un centimètre de diamètre. Adénopathie cervicale postérieure bien marquée. État érosif et hyperémié de l'isthme et des amygdales. Une petite plaque psoriasiforme à la paume de la main droite.

Le 8. Syphilide papuleuse excessivement discrète.

Le 12. La région anale est toujours couverte de très-épaisses papules, élevées de 2 à 6 millimètres, formant une seule couche coupée par des sillons ou rhagades. Onyxis du pouce droit. Proto-iodure, liqueur de Labarraque en lotions, vin de quinquina.

Du 15 août au 14 décembre, amélioration progressive sous l'influence du traitement précédent. La tumeur est presque effacée; elle ne se signale plus que par quelques mamelons plats. Exeat. Continuation du même traitement.

12 janvier. Consultation. La tumeur du périnée s'est reproduite presque aussi volumineuse qu'au début; elle est sèche et rappelle assez bien les végétations rameuses. Rentrée le 19 janvier, dit s'être bien portée depuis son départ. N'a eu ni céphalalgie, ni douleurs. Bon appétit habituel. Enceinte à terme, n'a suivi aucun traitement; quelques papules secondaires à la vulve. La tumeur périanale est volumineuse, sèche. Elle s'est reproduite exactement dans son état primitif. De plus, du côté opposé, quelques papules.

Le 27. Quelques taches rosées semblant bien spécifiques.

Le 29. Tumeur diminuée de moitié. La malade accouche d'un bel enfant. Exeat le 10 février.

Réflexions. — La persistance et l'étendue de ces plaques muqueuses végétantes de l'anus, leur disparition après quatre mois de traitement, mais leur retour à leur état pri-

mitif quelques jours après, jusque et y compris l'accouchement, font de cette observation un fait remarquable de
lésions locales.

Obs. 25 (communiquée par M. le Dr Fournier). — G... (Joséphine), 19 ans,
entre le 10 avril 1873. Bonne constitution, n'a pas vu ses règles depuis six
mois. Grossesse. Se dit malade depuis trois mois, n'a suivi aucun traitement. Son affection doit être beaucoup plus ancienne. La malade raconte
qu'elle n'a vu qu'un seul homme, il y a de cela six mois, date du début de
sa grossesse. Depuis ce temps, elle n'a contracté aucun rapport sexuel.

Syphilides papuleuses très-confluentes, vulvaires, périnéales et anales; à
l'anus quelques-unes sont ulcéreuses. Cystocèle, varicocèle. Érosion du col
qui paraît simple. Pas d'adénopathie inguinale. Céphalalgie vive, nocturne
depuis deux mois. Alopécie devient très-forte depuis quinze jours. Croûtes
du cuir chevelu très-épaisses. Adénopathie postérieure cervicale. Plaques
opalines de l'isthme du gosier. Fièvre nocturne depuis quinze jours. Roséole
depuis plus de deux mois. Diminution de l'appétit. Affaiblissement. Rien à
noter dans l'appareil respiratoire et le système nerveux. Bruit de souffle car-
diaque anémique, mais intense.

Réflexions. — L'observation porte le diagnostic : syphilides papuleuses très-confluentes, vulvaires, périnéales et
anales. Quelques-unes sont ulcéreuses, et l'auteur ajoute
que la congestion considérable est due à la grossesse. C'est
ce qui nous explique l'exubérance des productions morbides.

A cela se joint une roséole de deux mois de durée et une
fièvre nocturne avec perte des forces et d'appétit.

Obs. 26 (communiquée par M. le Dr Fournier). — H... (Anna), 19 ans,
entre le 31 mars 1868. Constitution peu robuste, pas de maladie antérieure.
Aucun antécédent vénérien. Enceinte de sept mois environ, première grossesse. D'ordinaire bien réglée. Son amant, le seul homme avec lequel elle
eût des rapports depuis un an, n'est pas malade, qu'elle sache. Il y a trois
ans, pourtant, il a eu une maladie vénérienne de nature inconnue.

Début de la maladie remontant à trois mois par des boutons par tout le
corps. Aucun traitement.

4 avril. Il existe à la vulve, sur la région interfessière, sur le pli génito-
crural droit, dans l'aine gauche, d'énormes tumeurs formées par un tissu
végétant élevé, bourgeonnant. Ces tumeurs se séparent par l'écartement en
plusieurs petites tumeurs, et dessinent de grands sillons ou rhagades. Il
existe, en plus, à la vulve une série de petits mamelons végétants, dis-

coïdes, durs à leur base. Ces masses énormes sont peu douloureuses au toucher et à la pression. Cautérisation de la moitié de la végétation inguinale gauche avec le nitrate acide de mercure.

Sur les deux cuisses, quelques macules brunes, traces de syphilides anciennes; plusieurs macules au pli du jarret.

Au cou, plus prononcée à gauche qu'à droite, existe une syphilide maculeuse affectant une forme régulière, dont on retrouve des traces aux plis du coude. Adénopathie inguinale. — Bains sirop d'iodure de fer.

Le 9. Sur les avant-bras, une dizaine de macules brunâtres, larges comme une pièce de 10 sous, traces de syphilides anciennes. De même sur le cou ces macules sont confluentes et brunes et ne s'effacent pas sous le doigt. Cette éruption date de trois mois et était croûteuse. Aux jambes, il n'en existe qu'à la partie supérieure et interne des cuisses.

Le 11 avril. La tumeur de la fesse droite paraît s'être affaissée. Celle de l'aine, qui a été cautérisée, est réduite, mais ne s'est pas affaissée complétement. On les touche toutes avec la teinture d'iode.

Le 14. La tumeur de la fesse droite s'est certainement affaissée.

Le 15. Les autres tumeurs paraissent plutôt s'accroître que diminuer. Cautérisation avec solution forte de la tumeur du pli génito-crural gauche.

Le 18. Toutes les plaques tubéreuses sont affaissées mais toutes les tumeurs végétantes persistent, et celle de la fesse gauche s'accroît; celle de la fesse droite s'est affaissée. Celle de l'aine gauche est complètement affaissée. On cautérise avec le nitrate acide de mercure la partie moyenne de la longue tumeur de la fesse gauche.

Le 22. Excision de quelques végétations.

Le 25. Cautérisation du tiers de la longue tumeur de la fesse gauche, sort le 28 avril, malgré la défense du médecin.

Réflexions. — Cette femme, syphilitique depuis trois ans, est reprise, par le fait d'une grossesse, d'éruption vénérienne d'un développement considérable, occupant tout le périnée, le sillon génito-cural gauche, etc.; ces tumeurs végétantes ne font que s'accroître, loin de diminuer, sous l'influence de cautérisations énergiques. L'influence de la gestation ne saurait être plus évidente.

Obs. 27, communiquée par M. le Dr Fournier.

Pel... (Léonie), 23 ans, entre le 22 septembre 1868. Malade depuis le 15 août, c'est-à-dire environ un mois, eut un écoulement, puis un peu plus tard des boutons à la vulve, les mêmes que ceux qu'elle présente aujourd'hui. Elle n'a pas fait de médication anti syphilitique. Ses plaies n'ont jamais été cautérisées. Elle n'a jamais été enceinte. Aménorrhée depuis le mois d'avril. Elle attribue sa maladie à un amant avec qui elle a eu des apports le 15 avril. lui ayant alors une chaude-pisse dont il fut guéri à la consultation du Midi. Huit jours après ce rappport, elle commença à avoir des boutons vulvaires. Elle prétend qu'il avait gagné cette chaude-pisse avec elle, une semaine auparavant, en faisant des excès après avoir bu. Elle eut le dernier rapport avec lui il y a 18 jours.

Le 22 septembre. Le premier bouton survenu est celui de la grande lèvre gauche. Là, à son extrémité inférieure existe un chancre induré, large comme une pièce de dix sous en réparation et en train de se transformer en plaque muqueuse tubéreuse par son bord inférieur ; sa moitié supérieure présente encore les caractères d'un chancre infectant en réparation. La base est bien indurée. Deuxième chancre infectant occupant le côté gauche du clitoris et le bord libre de la petite lèvre gauche, dur comme du cartilage, paraissant entrer en réparation. Troisième chancre infectant à la fourchette, peu profond et peu étendu. Son induration est bien nette, malgré sa situation sur le raphé médian.

Sur toutes les parties génitales externes, grandes lèvres, faces externe et interne, et dans les sillons génito-cruraux, groupes de papules plates, lenticulaires, érosives, suintantes, circulaires.

A côté du méat uréthral existe une érosion superficielle, doublée d'une induration parcheminée, facilement sentie malgré sa situation défavorable. Enfin, sur le bord de la petite lèvre droite, existent 2 ou 3 petites érosions superficielles dont la base est fendillée. Dans chaque aine, pléiade moyenne plus marquée à gauche qu'à droite. L'anus est sain. L'urèthre paraît sain. Le col est ramolli ; l'orifice entr'ouvert. L'utérus remonte au-dessus de l'ombilic. Grossesse de 6 mois. Sur tout le corps, roséole papuleuse pâle, confluente. Croûtes multiples du cuir chevelu, pas d'alopécie.

Adénopathie cervicale postérieure. Rien à la gorge. Pas de céphalalgie. Pas de douleurs rhumatoïdes, sanf douleur de reins. Elle dit avoir la fièvre le soir. Elle maigrit, dit-elle ; elle a toujours grand appétit. — Bains ; protoiodure ; sirop d'iodure de fer ; cautérisation au crayon des plaies.

Le 24. Petites érosions sur les amygdales. Érythème papuleux, confluent. Plaies vulvaires presque sèches, très-indurées.

Le 26. La malade n'a jamais senti remuer son enfant. On entend le cœur fœtal. Elle dit avoir toujours la fièvre, le soir, qui commence à dix heures pour finir à quatre heures du matin, et qui consiste en chaleur sans frisson ni sueurs.

1er octobre. Il ne reste que quelques plaies de la vulve encore ouvertes. Tout le reste est cicatrisé.

Le 5. N'a plus la fièvre depuis quelques jours. Il ne reste qu'une érosion légère à la fourchette, paraissant simple. Roséole. N'a plus aucune douleur. Sort.

Réflexions. — Cette observation doit être rapprochée de

la précédente ; elle n'en diffère que par l'intensité moins grande des phénomènes.

Obs. 28. (Communiquée par M. le Dr Fournier).

Leb... Élisa, 29 ans, bonne, entré le 14 mai 1871. A des boutons vulvaires depuis un mois. Syphilides papulo-érosives et érosives de la vulve. A la base de la grande lèvre gauche, érosion circulaire blanchâtre, large comme une pièce de 2 francs. Sur la gauche, même érosion deux fois plus volumineuse, presque en 8 de chiffre. Syphilides érosives des petites lèvres, du capuchon du clitoris. Vulvite et vaginite. Deux ganglions à gauche. Syphilide maculeuse des cuisses, papuleuse de la nuque. Analgésie du dos des mains.

Syphilide papulo-érosive en nappe occupant les grandes lèvres. Ulcérations d'ecthyma aux cuisses. Érosion de l'amygdale. Bouton du cuir chevelu acné. Fièvre typhoïde ; petite vérole. Pas d'hystérie ni de battements cardiaques. Constitutionn ordinaire. Règles à 17 ans, régulières, mais suspendues depuis quatre mois. Pas de faiblesse, de pâleur, d'amaigrissement. La sensibilité du dos de la main est reparue. 11 juin. Il s'est formé aux lèvres, sous les papules, plusieurs petits abcès.

2 juillet. Grossesse de cinq à six mois.

23 septembre. Syphilides ulcéro-hypertrophiques. Les syphilides sont turgescentes, tubéreuses, très-grosses. Il persiste à l'anus un gros champignon hypertrophique ; les grandes lèvres sont couvertes de grosses papules sèches pour la plupart, croûteuses et dures à la partie supérieure. Pas de symptômes généraux.

18 octobre. Accouchement à terme d'un enfant vivant et très-bien portant.

Le 27. L'enfant a une syphilide probable papulo-squameuse du front. Muguet.

3 novembre. L'enfant présente encore du muguet. Il est chétif peu éveillé. — Frictions hydrargyriques et potion avec iodure de potassium.

Réflexions. — Dès le premier mois de la grossesse, la syphilis donne lieu, en même temps qu'une éruption papuleuse, à une poussée d'ecthyma. Les accidents de la vulve et de l'anus persistent en augmentant jusqu'au moment de l'accouchement. A ce moment, elles sont turgescentes, tubéreuses, très-grosses.

§ 3. *Lésions diverses.*

Suivent sept observations diverses. Les deux premières consignent des phénomènes nerveux remarquables; la troisième, de Mauriceau, est un bel exemple d'éruption grave généralisée. La quatrième et la cinquième ont trait à la cachexie syphilitique, coïncidant avec des syphilides secondaires. La sixième est l'exposé d'un cas de syphilide pigmentaire complètement modifiée par la grossesse. La dernière, enfin, montre la suppuration d'un ganglion engorgé.

Obs. 29 (1). — Adelaïde Gen..., âgée de 22 ans, enceinte de cinq mois, fut attaquée, vers le troisième mois de la grossesse, d'une blennorrhagie. Ce symptôme fut précédé par des choux-fleurs existant en très-grand nombre sur les grandes lèvres et au pourtour de l'anus. Elle n'avait subi aucun traitement; elle fut traitée alors par la liqueur de Van Swieten. Le 9 avril, la malade éprouvait, depuis deux jours, des douleurs dans tous les membres et un engourdissement tel dans les inférieurs, qu'il lui était impossible d'exécuter des mouvements un peu étendus. Au 22 avril, nul changement dans les symptômes vénériens. Le 30, on fit la ligature des principaux choux-fleurs ; diminution de l'écoulement. Elle passe aux nourrices, après avoir pris 60 doses de liqueur, et elle accouche heureusement d'une fille le 15 juillet. Tous les symptômes vénériens avaient disparu à cette époque. Son enfant présenta après son sevrage un ulcère au nombril, qui dura deux mois, et qui ne céda qu'au pansement avec l'eau phagédenique et à l'usage d'une préparation mercurielle prise dans du lait.

Réflexions. — L'ulcération du nombril de l'enfant donnerait suffisamment la preuve de l'existence de la syphilis chez la mère, si les termes employés dans l'observation pouvaient éveiller des soupçons à cet égard. Les douleurs vives des membres, avec semi-paralysie des membres inférieurs, survenant peu de temps après le début de l'infection, vers le quatrième mois de la grossesse, constituent un

(1) Bertin. Loc. cit., p. 153.

exemple de paralysie syphilitique rare par sa localisation aux membres inférieurs.

Obs 30 (1). — Une jeune fille, âgée de 25 ans, devenue enceinte, se trouva avoir de plus contracté la maladie vénérienne, une blennorrhagie et des tumeurs dans les aines : fomentations froides, pilules avec le mercure soluble d'Hahnemann. La salivation se déclara. Le médecin fit continu er les pilules à une moindre dose. La salivation augmenta, la blennorrhagie s'arrêta, et les tumeurs dans les aines disparurent. Immédiatement après, maux de tête qui allèrent toujours en augmentant et devinrent insupportables après un refroidissement. Le 23 août 1818, au septième mois de sa grossesse, la céphalalgie était des plus violentes. Les douleurs commençaient dans les mâchoires, remontaient de là aux tempes, et s'emparaient ensuite de toute la tête ; elles étaient piquantes, lancinantes et déchirantes, et donnaient souvent lieu à des syncopes. Opium porté à la dose de 8 grains jusqu'au 10 septembre. Ce remède calma les douleurs ; mais à plusieurs reprises les douleurs reparurent toujours avec violence. Dans l'intention de diminuer la salivation, je fis prendre une solution de sulfure alcalin, et prescrivis un gargarisme. La salivation diminua, mais les douleurs persistèrent.

Le 10 septembre, sublimé corrosif en pilules (1/6 de grain matin et soir) avec opium quelques grains par jour. Les douleurs perdirent insensiblement de leur force ; au bout de huit jours, ce n'était plus qu'une douleur obtuse et gravative avec une grande faiblesse de tête. La salivation ne devint pas trop abondante. La malade interrompit l'usage des pilules pendant quelques jours, les reprit ensuite jusqu'au 25 septembre, époque à laquelle la tête était parfaitement libre. Elle n'a pris en tout que 3 grains de sublimé. Quinze jours après, elle accoucha d'un enfant mort.

Réflexions. — Ce qu'il importe de relever dans cette observation, c'est la généralisation à toute la tête de douleurs névralgiques d'une intensité peu commune, puisqu'elles donnaient lieu souvent à des syncopes ; d'autre part, leur longue durée et leur apparition presque aussitôt les accidents du début de la syphilis dans le cours de la grossesse.

Obs. 31 (2). — En l'an 1660, comme j'étois à l'Hôtel-Dieu de Paris, y pratiquant les accouchemens, une jeune femme, ou fille en manière de courtisanne, âgée de 20 ans, y vint pour accoucher comme elle fit de son

____

(1) Dr Graffenaner. Journal de médecine, 1819, t. LXIX, p. 70.
(2) Mauriceau. Loc. cit., t. I, p. 184.

deuxième enfant ; laquelle ayant eu la maladie vénérienne avant la première grossesse, étoit accouchée avant terme d'un enfant mort et tout pourri de vérole ; mais quand elle fut grosse que pour cette seconde fois, voyant que les accidens de sa maladie augmentoient de plus en plus, elle préjugea qu'il n'y avoit pas lieu d'espérer que cette seconde grossesse lui pût mieux reüssir que la première ; parce qu'elle avoit par tout le corps, et principalement aux deux mamelles, quantité d'ulcères très-malins qui s'augmentoient de jour en jour ; et, appréhendant qu'ils ne se convertissent *en cancer*, avant qu'elle eût atteint le temps de l'accouchement, dont elle étoit éloignée, d'autant qu'elle n'étoit encore grosse que de trois mois, elle prit résolution pour lors de se faire traiter tout à fait, et de risquer sa vie en cet état, pour tâcher de porter son enfant à bien, n'espérant pas le pouvoir faire par un autre moyen, ni de pouvoir aussi elle-même résister à son mal qui s'empiroit tous les jours de plus en plus. Elle communiqua sa maladie et son dessein à 3 ou 4 chirurgiens, né leur célant pas qu'elle étoit grosse, lesquels ne voulurent jamais la traiter pour ce sujet, nonobstant qu'elle les en requît, et qu'elle leur promît de les bien payer, chacun d'eux luy disant que la conscience y seroit engagée s'il le faisoit en l'état qu'elle étoit, et qu'il seroit bien plus à propos qu'elle patientât au mieux qu'elle pourroit, jusques à ce qu'elle fût accouchée, après quoi il l'entreprendroit volontiers. Mais, comme elle vit qu'elle n'en trouveroit peut-être pas un qui le voulût faire, si elle ne céloit pas sa grossesse, qui pour n'être que de trois mois, ne paraissoit presque pas pour lors, croyant qu'il n'y avoit pas de meilleur expédient, elle en fut trouver un autre à qui elle ne se déclara point en aucune façon être grosse, lequel traita en la manière ordinaire ; et outre les autres remèdes qu'on a coûtume de faire en cette maladie, il luy donna par cinq ou six frictions réitérées un flux de bouche, qu'elle eut très-copieux pendant cinq semaines entières, au moyen de quoy elle fut parfaitement guérie, sans qu'il luy restât ensuite aucun accident de sa maladie. Lorsqu'elle fut sur la fin des remèdes, voyant qu'elle en avoit bonne issue, elle dit à son chirurgien qu'elle était grosse de quatre mois et demi (car elle l'étoit de trois mois, comme j'ay dit, quand elle entra chez luy où elle demeura six semaines entières sans qu'il s'en aperçût). Ce qu'il ne pouvoit presque croire dans l'abord qu'elle luy déclara ; mais, ayant fait réflexion sur son ventre qui avoit toujours grossi au lieu de diminuer pendant l'évacuation que les remèdes avoient faite, il en connut aussitôt la vérité. Elle lui témoigna que le sujet pourquoi elle luy avoit célé sa grossesse, étoit le refus que plusieurs autres chirurgiens, auxquels elle avoit dit la chose, luy avoient fait de la traiter. Depuis qu'elle fut ainsi sortie de ces remèdes, elle ne fut en aucune façon incommodée durant tout le reste du temps de sa grossesse, sinon qu'elle fut un peu accueillie de nécessité, d'autant qu'elle avoit donné le peu d'argent qu'elle pouvoit avoir à son chirurgien pour la panser ; ce qui fut cause qu'elle vint audit Hôtel-Dieu pour y faire ses conches ; où pour lors je l'accouchai d'un enfant à terme, aussi gros et gras et

aussi sain que si la mère n'eût jamais eu en tout son corps aucune tache
de cette maladie ; et ce qui est bien remarquable, l'arrière-faix qui est une
des parties qui reçoit facilement l'impression de la moindre corruption des
humeurs de la femme, en étoit aussi net et aussi beau et vermeil qu'on se
puisse imaginer.

Réflexions. — Cette observation montre bien quelle était
l'opinion de la plupart des chirurgiens du xvıı^e siècle sur
le traitement de la vérole pendant la grossesse. Nous
l'avons rapportée tout au long à ce dessein, en dehors des
faits favorables à notre sujet.

Nous voyons, en effet, l'histoire d'une femme syphilitique, donnant, à une première grossesse et avant terme,
le jour à un enfant *mort et tout pourri de vérole.* Une seconde grossesse survient, et dès les premiers mois, elle est
en proie à une éruption étendue à tout le corps, d'ulcères
très-malins et siégeant surtout aux deux mamelles. Cette
malade craint, dit l'observation, *que ces ulcères ne se convertissent en cancer, et se décide,* résolution suprême, *à se
faire traiter tout à fait et à risquer sa vie en cet état.*

Nous ne pouvons mieux faire que de répéter ici ces
quelques mots de l'observation pour faire ressortir toute
la gravité de ces syphilides.

Obs. 32 (1). — Marie Filb..., couturière, entrée le 24 juin 1806,
était attaquée de pustules sèches, plus ou moins élevées, sur toute la surface des grandes et petites lèvres, au périnée et au pourtour de l'anus. Elle
était enceinte de sept mois. Les pustules s'étaient manifestées au sixième
mois de la grossesse ; elles avaient été précédées d'un écoulement par le
vagin, qui cessa peu de temps après son apparition. L'état de faiblesse et de
cachexie où se trouvait cette femme ne nous permit pas un traitement antivénérien suivi. Nous fûmes réduits aux palliatifs. Elle accoucha le 25 juillet
d'une fille qui présenta, huit jours après sa naissance, des pustules vénériennes sur les fesses et à l'anus. Toutes les deux sortirent guéries un an
après l'accouchement. On avait traité la mère par des frictions.

Réflexions. — Le fait saillant de cette observation est

(1) Bertin. Loc. cit.., p. 155.

la cachexie syphilitique prononcée, survenant presque immédiatement après l'apparition des accidents secondaires et les compliquant. Ce mauvais état ne peut être attribué qu'à la grossesse, la cachexie n'étant ordinairement aussi accentuée qu'à une période ultime de la maladie.

Obs. 33. — Communiquée par M. Ch. Rémy, interne des hôpitaux. La nommée Marie T..., âgée 25 ans, entre à l'hôpital de Lourcine, le 17 avril 1874, dans le service de M. le Dr Lancereaux.

Elle raconte qu'il y a environ sept semaines, elle s'est aperçue de l'existence, sur le bord de la lèvre supérieure, à gauche, d'un petit bouton à surface lisse et brillante, saillant, du volume d'un pois. Ce bouton, siége d'un léger prurit, était fréquemment mâchonné par la malade. De là sans doute une irritation : quinze jours plus tard, accroissement rapide du volume de ce bouton, qui s'étend à toute la moitié gauche de la lèvre, qui aujourd'hui est complètement tuméfiée. Elle a une épaisseur de près de 2 centimètres. Elle forme une tumeur analogue à un anthrax, et occupe toute l'étendue de la lèvre inférieure. La surface interne conserve son épithélium, le bord libre est érodé, mais non ulcéré ; la surface est rouge, granuleuse, comme couverte de petits boutons charnus. Sur le bord libre, on aperçoit des petits points blancs, qui donnent à l'ensemble de cette lésion une plus grande ressemblance encore avec l'anthrax.

Chancre buccal induré. — Cet accident est douloureux à la pression ; ganglion sous-maxillaire peu développé du côté correspondant ; pas d'adénite du côté opposé. Roséole datant de quinze jours ; pas de céphalalgie, insomnie ; fièvre vespérale, soif vive depuis huit jours ; pas de courbature cependant. *Grossesse de six mois.*

Au moment où elle s'est aperçue de son bouton, cette malade dit qu'elle était au service chez une dame atteinte de lésion des parties génitales ; elle lavait les cataplasmes provenant de cette dame. A pris pendant trois semaines de pilules de proto-iodure de mercure.

27 avril. Depuis le 23, la malade est prise entre cinq et six heures du soir de douleurs très-violentes dans le côté gauche de la tête ; cette douleur persiste toute la nuit, et elle ne peut dormir que vers trois heures du matin. Cette douleur, que la malade compare à quelque chose qui la rongerait, occupe surtout la tempe et l'oreille gauches. Point douloureux à la région temporale. Névralgie partielle du trijumeau. Cette névralgie est apparue avant les manifestations secondaires. On remplace la pilule mercurielle par KI 0,50. Une plaque syphilitique du cou.

7 mai. Persistance de la céphalalgie nocturne à gauche, malgré KI, 1,50 et une pilule de Sédillot. Aujourd'hui, 2 gr. de KI, et frictions mercurielles.

Le 10. Amaigrissement manifeste de la face et des membres. Lèvre toujours volumineuse; douleur se reproduisant de temps en temps, dôuleur dans la mâchoire. Fissure à l'anus; plaque syphilitique solitaire de la peau à la partie gauche de la nuque. A la racine des cheveux, il existe des croûtes analognes au favus, mais non excavées, plus humides, avec un léger disque rouge.

Le 17. Plaques muqueuses de la langue.

Le 25. Stomatite mercurielle; cessation du traitement, chlorate de potasse. L'amaigrissement est considérable.

6 juin. Accouchée à une heure du matin d'un enfant de 8 mois. Cet enfant, très-petit, ne peut téter. Le chancre de la lèvre commence à se cicatriser.

Le 22. Mort de l'enfant. La mère est reprise de douleurs de tête qui reviennent avec la forme névralgique; douleurs sus-orbitaire et pré-auriculaire.

8 juillet. Nouvelles douleurs de tête vives, ne cédant qu'aux frictions mercurielles.

Le 23. Amygdale ulcéreuse.

2 août. La malade se plaint encore de maux de gorge; elle est pâle; amygdales tuméfiées, plaques opalines sur elles et le voile du palais.

8 octobre. La malade a repris sont embonpoint.

1875. Revue cette année, n'a plus présenté d'accidents.

Réfiexions. — Deux mois après l'apparition de l'accident primitif, la malade est prise de phénomènes douloureux intenses de la région temporale, avec insomnie, fièvre assez vive, à peine un peu de roséole. Les syphilides secondaires se font attendre; mais, pendant ce temps, les phénomènes généraux persistent, et il survient un amaigrissement considérable qui constitue le point spécial de cette observation; il disparaît après l'accouchement. La cachexie syphilitique précède l'éruption de larges papules plates, peu nombreuses, mais très-tenaces, de même que la durée du chancre buccal. Ces phénomènes existent en effet pendant toute la grossesse et trois mois après; alors seulement la malade commence à reprendre un peu de ses forces et de son embonpoint. L'influence de la grossesse dans ce cas est incontestable; la malade, revue depuis, n'a plus présenté aucun accident.

Obs. 34 (1). — Il s'agit d'une femme chez laquelle l'intervention d'une grossesse a tellement modifié la forme de la syphilide pigmentaire, qu'on n'en retrouve plus les caractères classiques principaux. Chez cette femme la pigmentation était très-forte et offrait partout la nuance dont se colore l'auréole du mamelon chez les femmes brunes pendant l'état puerpéral. Ces taches s'affaiblirent en quelques semaines, et leur disparition était à peu près complète lorsque la malade quitta le service. Le traitement spécifique auquel elle fut soumise durant son séjour à l'hôpital s'adressait surtout à des plaques muqueuses, et l'on ne peut attribuer à l'efficacité du traitement la modification des taches pigmentaires.

Réflexions. — Cette affection siége ordinairement au cou, sur la poitrine et sur la face interne des bras. Le cas que représente la planche 13 doit être considéré comme exceptionnel, dit l'auteur. On voit quelques taches pigmentaires à la face interne du bras, au niveau de l'aisselle et du pli du coude ; mais le plus grand nombre forme deux larges bandes qui occupent les parties latérales de l'abdomen ; le pli de l'aine et la partie antérieure des cuisses. Ces bandes sont formées par quelques plaques jaunâtres analogues aux syphilides pigmentaires normales, et par un grand nombre de plaques pigmentaires foncées, telles qu'elles sont décrites dans l'observation. De plus, on sait que la syphilis pigmentaire normale ne cède que tardivement au traitement.

Obs. 35 (2). — Marie Dupin, bonne constitution, enceinte de hui mois, couturière, entre à l'hôpital de Lourcine, service de Cullerier, le 20 juillet 1844. Au début de la grossesse, chancres sur les organes génitaux, qui ont disparu, sans traitement, au bout de six semaines.

Un peu plus de trois mois après, chancre induré de la lèvre inférieure, suivi de symptômes habituels de syphilis. Céphalée, douleur sternale, courbature, fièvre, douleurs erratiques ; roséole généralisée. Ganglion sous-hyoïdien de la grosseur d'une forte noix, qui suppure le 22 août.

Réflexions. — Cette suppuration des ganglions, considérée par quelques auteurs comme un caractère propre à

(1) Guibout. Revue photographique des hôpitaux, 1869, p. 65, pl. 13.
(2) Davasse. La syphilis. Ses formes, son unité.

la syphilis, l'est par d'autres comme un fait se produisant seulement chez les lymphatiques, les scrofuleux et aussi chez les alcooliques. Dans cette observation, la femme est dite de bonne constitution, mais elle est enceinte. Le même fait est consigné dans l'observation de M. le Dr Lancereaux, sur la fièvre syphilitique (Obs. 15).

§ 4. *Rhumatisme syphilitique.*

Le rhumatisme syphilitique qui, comme le rhumatisme aigu ordinaire, s'empare de plusieurs articulations, est un symptôme de la seconde période de la syphilis. Mais il est assez rare. Il est bien différent des manifestations articulaires de la période tertiaire qui, comme on le sait, se localisent sur une articulation et y produisent des désordres profonds et indélébiles. Les deux cas que nous rapportons sont bien caractérisés et remarquables par leur marche

Obs. 36. — La nommée B..., âgée de 26 ans, couturière, est enceint de cinq mois environ. Deux mois après la dernière époque menstruelle, elle eut à l'anus d'abord un seul bouton, puis un autre, qui, tous deux, prirent un volume assez considérable. Avant cette époque, elle dit n'avoir rien eu aux parties génitales (elle affirme n'avoir eu de rapports qu'avec un seul individu). Le 11 juillet 1864, au matin, elle s'aperçoit d'une éruption constituée par des taches érythémateuses. Elle consulte un médecin qui lui prescrit des pilules et, le 6 juillet, elle est admise à l'Hôtel-Dieu. Le lendemain 17, elle raconte que, depuis le 9 juin, elle se sent fatiguée, courbaturée. Elle ne peut rester assise. Elle éprouve des douleurs dans les jambes. « J'ai les bras, dit-elle, comme si l'on m'avait battue. » Malgré ce brisement général, pas de céphalée, mais deux plaques muqueuses sur chacune des grandes lèvres ; tubercules muqueux à la partie externe des plis cruraux et à l'anus ; rien à la gorge ; sur toute la partie abdominale, taches nombreuses, légèrement saillantes, d'un jaune cuivré, de la grandeur d'une pièce de 20 centimes ou un peu moins larges ; à peine quelques taches sur les jambes, quelques-unes sur les avant-bras. Absence d'adénopathies ; quelques jours plus tard, un seul ganglion à la racine des cheveux en

(1) Lancereaux. Loc. cit., p. 155.

dehors de l'insertion du muscle trapèze. Douleurs dans un grand nombre de jointures. — Deux pilules de Dupuytren.

Le 27 juillet. Les douleurs osseuses et articulaires n'ont subi aucune mo dification appréciable ; les genoux, les articulations tibio-tarsiennes, lés coudes, les articulations des doigts et le sternum sont tuméfiés, douloureux. La peau qui les recouvre est rouge sur quelques points ; les mouvements sont douloureux, et la malade se trouve dans l'impossibilité de marcher ; la douleur, toutefois, est moins vive que dans la plupart des affections rhumatismales. L'éruption persiste, les plaques muqueuses se modifient. Ganglions indurés dans les aines ; absence de fièvre. Du 28 au 30, l'état des articulations n'a pas changé. Douleurs ostéocopes, plus vives la nuit que le jour ; roideur des jambes et des jointures ; insomnie. Du 30 juillet au 3 août, légère amélioration du côté des plaques muqueuses ; épanchement manifeste dans les articulations des genoux ; rougeur légère de la peau au niveau de ces articulations.

Le 4 août, l'éruption commence à pâlir. Le 6, on établit sur les genoux une compression à l'aide de bandes de caoutchouc. Deux jours après, les douleurs ont beaucoup diminué ; le 9, elles sont à peine senties, et cela aussi bien dans les genoux que dans les articulations. A dater de cette époque, les plaques muqueuses sont en partie cicatrisées, l'éruption rubéolique s'efface de jour en jour ; les articulations, bien moins volumineuses, sont à peine douloureuses dans les mouvements. La malade sort, sur sa demande, le 15 août, à peu près débarrassée des accidents qu'elle présentait, et sans avoir jamais cessé de prendre chaque jour deux pilules de Dupuytren.

Réflexions. — Trois mois environ après avoir été infectée, deux mois après le début de sa grossesse, la malade s'apperçoit de l'apparition de taches érythémateuses pour lesquelles elle vient consulter. Cette roséole dure pendant plus d'un mois, et en même temps l'éruption de plaques muqueuses qui cèdent avant elle. Cette femme ne ressent d'abord que les symptômes généraux qui apparaissant à la période secondaire, sont caractérisés par un brisement général et des douleurs rhumatoïdes dans la continuité des membres ; mais bientôt ces phénomènes sont remplacés par d'autres plus accentués ; nous voulons parler de véritables douleurs osseuses et articulaires siégeant dans plusieurs jointures et s'accompagnant de gonflement, de rougeur de la peau avec impossibilité de la marche.

N'est-ce pas là, nous objectera-t-on, un rhumatisme arti-

culaire aigu survenant chez une femme enceinte et syphilitique? Non; cette femme, malgré une insomnie prolongée
et des douleurs très-vives, n'a jamais eu de fièvres ni de
céphalée; de plus, ces arthropathies ont coïncidé avec les
éruptions cutanées et n'ont cédé au traitement employé
que lorsque la roséole elle-même a disparu. Nous ne con-
naissons pas un exemple de rhumatisme articulaire aigu
ayant revêtu cette marche.

D'ailleurs ces manifestations secondaires articulaires
sont décrites par les auteurs, mais elles sont rares et peu
souvent aussi accentuées que dans ce cas. La grossesse a
certainement influé sur leur production.

Obs. 37 (1). — Au mois de septembre 1841, j'eus à donner mes soins à
Marie B..., mariée, sans profession, âgée de 33 ans, de petite stature, de
tempérament mixte. Elle s'adressait à moi pour être soulagée d'un rhumatisme qu'elle regardait comme incurable. Elle en faisait remonter l'origine
à 1836; alors enceinte, elle était prise si fréquemment de suffocations, et tellement tourmentée par les chaleurs de l'été, qu'il lui arrivait souvent de
coucher sur les carreaux de sa chambre, enveloppée seulement dans un drap
de lit. En outre, chambre humide. L'enfant qui naquit mourut au bout de
trois mois. Aussitôt après l'accouchement, Marie fut prise de douleurs excessivement violentes dans presque toutes les parties du corps, notamment
dans les membres, au tronc, dans les parois de la poitrine, douleurs qu'elle
rapportait tantôt aux muscles, tantôt aux articulations, tantôt à la moelle
des os. Les douleurs étaient plus fortes la nuit. Insuccès des médicaments
ordinaires.

Au moment où elle me consultait, elle ne ressentait plus de douleurs, soit
dans les bras, soit dans les parois de la poitrine. Les douleurs se sont localisées dans les jambes, les cuisses et les pieds. Elle les caractérise par les
expressions de cuisson, d'élancement, de brûlure. Elles sont soulagées par
de douces frictions faites avec la main, mais elles s'accroissent par l'humi-
dité de l'air, par les grands froids, comme aussi par les fortes chaleurs,
lorsque le temps est incertain et que des vents contraires luttent entre eux.
Elles ont leur siége dans les masses musculaires des cuisses, et principalement dans les petites articulations des orteils, aux parties latérales des genoux, sur l'arête du tibia. Le plus souvent, elles sont mobiles; mais, lorsqu'elles se fixent sur un des points indiqués, la main y sent de la chaleur et
un léger gonflement. Le séjour du lit est insupportable à Marie, et, durant
les crises de souffrance, elle se hâte de le quitter et de se promener des

(1) Ivoren. — Métamorphoses de la syphilis, p. 270.

heures entières dans la maison qu'elle habite. Cette femme est amaigrie, sujette à des palpitations de cœur et à des douleurs lombaires supportables, mais continues, différentes des autres douleurs, et se rattachant à une métrite chronique, dont une leucorrhée abondante est le symptôme confirmatif.

L'ancienneté du mal, l'insuccès des remèdes, les souffrances nocturnes, les douleurs ostéocopes, me paraissent de suffisants indices de syphilis; j'interroge Marie sur ses antécédents. J'apprends que, devenue mère cinq fois, elle a perdu tous ses enfants, trois au moment de leur naissance ou peu après; les deux derniers, l'un du muguet, à l'âge de 8 mois, l'autre d'entérite, à l'âge de 2 mois. Elle me fait en outre l'aveu qu'à l'âge de 23 ans, après des rapports avec un amant, un bouton lui survint à la partie supérieure de la lèvre vaginale gauche. Il fut jugé de nature suspecte par un médecin, malgré les protestations de l'amant. Le bouton fut cautérisé à l'aide du nitrate d'argent, moins de six jours après son apparition. Il resta une plaie rouge enflammée, unie, sans bords relevés, mais tendant à s'agrandir, et que les émollients n'adoucissaient pas. Un charlatan en opéra la guérison par les applications successives d'une poudre noire. Marie était enceinte; l'enfant qu'elle mit au jour mourut au bout de quarante-huit heures, la peau couverte de plaques bleuâtres.

J'eus tout lieu de présumer que les souffrances de Marie B... étaient de nature syphilitique. L'issue heureuse d'un traitement par les frictions mercurielles et par les sudorifiques, justifia ma manière de voir. Il n'y a pas eu de rechute.

Réflexions. — Les faits rapportés par l'observation sont assez concluants touchant la nature des phénomènes présentés par la malade pour que nous puissions nous dispenser de la prouver ici. Nous reconnaîtrons de plus avec l'auteur que c'est le propre des douleurs de rhumatisme syphilitique de disparaître à tout jamais lorsque la diathèse syphilitique qui les avait fait naître a été complètement guérie. Le rhumatisme ordinaire, loin de se conduire ainsi, fait toujours éprouver à ceux qui en ont été atteints des accidents de retour plus ou moins fréquents pendant le reste de la vie.

Ces accidents ont débuté pendant le cours d'une grossesse, et c'est grâce à elle que nous relatons leur violence et leur intensité. Les changements de température, s'ils ont eu quelque influence, n'ont agi certainement que comme cause intercurrente.

ACCIDENTS INTERMÉDIAIRES A LA SECONDE ET A LA TROISIÈME PÉRIODE.

Les quatre observations suivantes vont nous servir de transition naturelle entre les deux grandes périodes. Elles présentent en effet des symptômes qui, considérés par les uns comme faisant exclusivement partie de la seconde période, et par les autres comme appartenant en propre à la troisième, sont plutôt intermédiaires à l'une et à l'autre. De plus, deux d'entre elles nous montrent une éruption spéciale dite polymorphe, et la quatrième, en outre, signale une boulimie exagérée. Les deux autres sont des cas d'amaurose syphilitique.

Obs. 38 (1). Une jeune femme de 19 ans se présente à la clinique d'accouchements,le 22 juin dernier, pour y être admise; elle était alors enceinte de sept mois environ.Dix-huit mois auparavant,nous l'y avions déjà reçue, et elle y était accouchée d'un enfant vivant et bien portant, mais qui succomba un mois après d'une inflammation gastro-intestinale.Cette fois, elle demandait à être admise quelque temps avant l'époque à laquelle les admissions ont lieu en général, parce qu'elle était souffrante. Elle me fit voir, en effet, une plaie qui occupait la partie moyenne de la lèvre inférieure; j'appris que cette plaie datait de deux mois, et que des moyens divers avaient été déjà infructueusement employés pour la guérir. Comme conséquence naturelle de cette lésion, je remarquai l'engorgement de l'un des ganglions sous-maxillaires du côté droit, circonstance que je rappellerai dans un instant.

En poursuivant cet examen, je reconnus qu'elle avait perdu, depuis quelque temps, une partie de ses cheveux et de ses sourcils, qu'un impétigo très-abondant était développé sur le cuir chevelu, et que plusieurs ganglions postérieurs étaient tuméfiés et douloureux. Lorsque cette jeune femme eut été placée dans un lit, il me fut possible d'ajouter aux phénomènes précédents, et déjà très-significatifs, une roséole qui couvrait une grande partie du tronc et des membres, une pustule d'ecthyma à sa dernière période et

(1) Paul Dubois. Annales des maladies de la peau, 4ᵉ année, 4ᵉ volume, 1851-52.

mêlée aux taches de la roséole, enfin des plaques muqueuses à la vulve.

Cela se passait quelques jours après la lecture du rapport de M. Cazeaux travail dans lequel mon opinion sur l'origine ordinairement syphilitique du pemphigus congénital avait été combattue. J'eus la pensée, en apparence, très-peu fondée alors, que ce cas qui s'offrait à moi d'une femme enceinte et atteinte d'une syphilis constitutionnelle pourrait répandre plus tard quelque lumière sur la question des manifestations syphilitiques chez les nouveau-nés. En conséquence, pour ajouter à mon témoignage, je crus qu'il conviendrait que la malade fût soumise à l'observation d'un juge très-compétent, et je priai M. Ricord de l'examiner. Notre collègue accéda à ma demande avec sa bienveillance habituelle, et il se rendit à la Clinique d'accouchements. Là un élévé du service, présent à son examen, écrivit sous sa dictée, et à mesure qu'il les constatait, chacune des lésions que j'ai indiquées ; et, pour que son diagnostic fût très-net et ne donnât lieu à aucune équivoque, il le résuma en ces quelques mots : « Cette femme est en pleine vérole. »

J'avais également désiré que M. Ricord exprimât son opinion quant à l'epoque probable du début de la syphilis chez cette femme. Elle m'avait assuré que, six mois auparavant, un bouton s'était manifesté sur l'une des grandes lèvres et s'y était maintenu pendant assez longtemps ; j'en avais conclu que cette lésion avait été l'accident primitif et le point de départ des accidents ultérieurs.

M. Ricord pensa, au contraire, que la plaie à la lèvre inférieure avait été l'accident primitif et l'origine de toutes les manifestations subséquentes.

Cette plaie avait constitué un chancre, maintenant à l'état de réparation, et se transformant sur place en plaque muqueuse. Enfin, notre collègue présuma aussi que le fœtus était infecté déjà, s'il devait l'être, et qu'un traitement anti vénérien serait probablement sans résultat. Je crus devoir me conformer à cette indication, et aucun traitement spécial ne fut commencé. Cependant, la malade s'était plainte quelques jours après d'une céphalalgie nocturne très-douloureuse ; une angine pharyngienne et une inflammatoire catarrhale de la membrane pituitaire s'étant manifestées, j'eus la crainte que notre inaction prolongée ne lui fût préjudiciable, et je lui prescrivis du proto-iodure de mercure à une dose très-modérée ; malheureusement, une diarrhée abondante et très-pénible se déclara presque au début du traitement. Je crus donc prudent de suspendre l'usage de toute préparation mercurielle et d'y substituer une médication propre à calmer l'indisposition nouvelle qui s'était déclarée. Celle-ci persista, malgré les remèdes : le temps s'écoula, et la malade parvînt à une période rapprochée du terme de sa grossesse, sans qu'il eût été possible de reprendre le traitement anti vénérien. Les douleurs puerpérales se déclarèrent le 7 août, et l'accouchement eut lieu spontanément dans la soirée.

L'enfant meurt à huit jours. Il avait plusieurs bulles de pemphigus. Suit l'autopsie qui ne nous concerne en rien.

Réflexions. — Dans le cinquième mois de sa grossesse, cette femme présente sur la lèvre inférieure une plaie accompagnée d'induration d'un des ganglions sous-maxillaires. Le diagnostic *chancre* est fait par M. Ricord. Presque aussitôt cette malade perd ses cheveux et présente des affections multiples de la peau et des muqueuses : impétigo du cuir chevelu ; une roséole tenace, généralisée, accompagnée d'une pustule d'ecthyma, arrivée à la dernière période de son évolution, et de plaques muqueuses à la vulve.

C'est là un beau cas d'éruption polymorphe décrite par M. Bazin. De plus, non-seulement l'apparition de ces phénomènes a été rapide, survenant presque aussitôt l'accident primitif, mais ces phénomènes eux-mêmes se sont montrés d'une façon tout à fait insolite, quant à leur ordre chronologique. L'impétigo, l'alopécie et l'ecthyma occupent ici la première place dans la succession des accidents contrairement à tout ce qui se passe dans les cas de syphilis commune.

En effet, dans celle-ci, les symptômes dont nous parlons n'arrivent, quand ils se produisent, qu'à la fin de la seconde période ou même dans la troisième seulement.

A ces faits s'ajoutent bientôt des douleurs de tête très-violentes, surtout pendant la nuit, puis une inflammation des muqueuses pharyngienne, nasale et même intestinale avec diarrhée, persistant, malgré la cessation du mercure, jusqu'à la fin de sa grossesse.

Tous ces caractères sont bien ceux qui sont reconnus comme impliquant l'idée d'une syphilis maligne et précoce. L'observation de cette femme vérolée et enceinte est donc un bel exemple de syphilis anomale venant à l'appui de notre opinion.

Obs. 39 (1). Mme L..., âgée de 25 ans, vint me consulter vers le commencement de l'année 1865, pour son œil gauche qui était presque complètement aveugle. C'est une femme mariée depuis six ans, à laquelle son mari a communiqué une maladie vénérienne grave, pour laquelle elle consulta MM. Velpeau et Ricord. Actuellement sa santé générale est assez bonne. Au bout d'un mois de mariage, la malade a eu des plaques muqueuses, beaucoup de boutons dans le cuir chevelu, des glandes enflammées qui furent incisées par Velpeau.

Les maux de gorge revenaient très-souvent malgré le traitement trèsénergique administré par M. Ricord.

Elle était alors enceinte, la vue s'affaiblit petit à petit dans l'œil gauche, puis elle accoucha pour la première fois, et trois mois après, elle devint aveugle de ce même œil. Cet état s'améliora au bout de quelques jours, mais tous les soirs elle voyait très-peu, et il y avait une photophobie trèsgrande pour la lumière du soleil ; elle voyait des éclairs et étincelles dans l'œil malade. Par moments, la vue dans les deux yeux se perdait et revenait ensuite au bout de quelques heures. En l'examinant, je constate qu'elle distingue très-peu de l'œil gauche qui est divergent ; pour distinguer quelques lettres du gros caractère, il faut porter le livre loin vers le côté gauche. Ces mêmes lettres lui paraissent petites et fort éloignées. La papille à l'ophthalmoscope se présente blanche, mais avec une légère teinte rosée caractéristique ; les vaisseaux sont très-minces, filiformes. Les vaisseaux choroïdiens sont partout dénudés et découverts ; de nombreuses taches pigmentaires noires en forme de cercles ou de demi-cercles se trouvent disséminées sur le fond de l'œil. En examinant avec un grossissement plus considérable (à l'image droite) je puis constater une quantité innombrable de points noirs, dont la rétine est couverte. L'autre œil ne présentait aucune altération, et la vue était très-bonne. La santé générale est satisfaisante.

Réflexions. — Voici encore un exemple d'amaurose syphilitique qui, survenue plus tard que l'amblyopie de l'observation précédente, n'en a pas moins débuté d'une façon insensible pendant la grossesse et est arrivée à des lésions telles, quelque temps avant l'accouchement, que la malade fut atteinte d'une cécité complète de l'œil gauche.

Obs. 40 (1). Mme X..., âgée de 33 ans, demeurant à Paris, accoucha au mois d'août 1852 d'un enfant chétif, et après ses couches, elle eut des pertes blanches très-abondantes. Quelques semaines plus tard, elle eut une éruption sur tout le corps, éruption qui n'était pas douloureuse. Deux mois

(1) Galezowski. Archives générales de médecine, 1871, t. I, p. 151.

après, elle s'aperçut que ses jambes gonflaient et qu'elle était prise d'une jaunisse. Cet état commençait à s'améliorer, lorsqu'elle fut prise d'une amaurose subite de l'œil droit. C'était le quatrième mois après ses couches, et en la voyant le neuvième jours après l'accident, j'ai pu constater qu'elle distinguait à peine le n° 20 de l'échelle typographique, sans que pour cela le champ visuel eût été diminué. L'examen de tout le corps n'avait permis de constater la présence de taches cuivrées sur les jambes et les bras. L'examen ophthalmoscopique me révéla la présence de taches hémorrhagiques au voisinage de la macula et des exsudations nombreuses s'étendant tout le long des gros vaisseaux veineux. Ces exsudations sont blanches, tortueuses, s'étendant sur le fond rouge. Il y avait donc une rétinite périvasculaire.

La cause syphilitique de cette rétinite n'était point douteuse, et le traitement mercuriel fut prescrit de même que l'application des sangsues à la tempe. Une semaine après, l'iritis se déclara malgré le traitement ci-dessus indiqué. Ventouse scarifiée à la tempe et les frictions avec l'onguent napolitain et l'atropine.

2 janvier 1873. La vue devient plus claire, mais il se forme un chémosis séreux avec infiltration de la cornée. — Même traitement.

Le 8. Légère amélioration; la cornée s'éclaircit, et on aperçoit des flocons dans le corps vitré. On continue le même traitement, et les flocons ne disparaissent qu'au bout de plusieurs semaines. C'est alors seulement que j'ai pu constater la résorption de toutes les taches exsudatives et apoplectiques; mais la papille du nerf optique est devenue blanche et en partie atrophiée.

La vue, quoique affaiblie, s'était conservée; la malade pouvait lire déjà le n° 8 de l'échelle typographique lorsque je l'ai perdue de vue.

Réflexions. — Quelque temps après son accouchement, cette femme voit une éruption non douloureuse sur tout le corps, éruption qui laisse des taches cuivrées caractéristiques. Voilà pour les accidents secondaires. Deux mois après environ, elle est prise d'accidents graves caractérisés par une amaurose subite de l'œil droit, suivie d'une iridochoroïdite, avec productions plastiques dans le corps vitré. L'ophthalmoscope révèle avant les accidents inflammatoires une rétinite hémorrhagique, et plus tard une atrophie de la papille du nerf optique.

(1) Galezowski. Loc. cit., t. 17, p. 127.

Obs. 41. — Communiquée par M. le Dr Fournier.

Mag. (Marie), 22 ans, domestique, entre le 13 octobre 1874. Cette malade est presque à terme, elle est enceinte de neuf mois. Depuis sa sortie, elle allait mieux. Quant à l'état local, les plaques avaient presque disparu, mais les douleurs de tête étaient intenses. Les douleurs de tête sont continuelles, mais elles s'exaspèrent surtout le soir et la nuit, elles sont intolérables et la malade ne peut dormir.

Il y a trois semaines, à sa sortie, les douleurs ont commencé à la région frontale, mais elles sont devenues générales; rien ne peut les calmer.

Les douleurs de gorge sont très-vives : nous trouvons deux plaques opalines; les amygdales sont fortement tuméfiées; aussi ne peut-elle avaler qu'après de très-vives souffrances; le soir, la tuméfaction est assez grande pour qu'elle ne puisse avaler même sa salive.

La roséole persiste encore. Les cheveux ne tombent pas et ne sont jamais tombés. Pas de douleurs dans les membres. Syphilides ulcéreuses dans les deux narines. Examen local. Col érodé et rouge. Erosion unique couvrant toutes les petites lèvres et la fourchette.

Syphilides papulo-érosives de voisinage couvrant les grandes lèvres et les petites lèvres. Induration cartilagineuse des petites lèvres. Badigeonnage avec nitrate d'argent.

Le 16. — Syphilides papulo-croûteuses de l'aisselle et du sein. Sur le sein droit existe un ecthyma croûteux unique à base parcheminée, du diamètre d'une pièce de 20 centimes, qui ressemble complètement au chancre croûteux. Pas d'adénopathie axillaire. Des lésions semblables se trouvent dans l'aisselle gauche. Céphalée nocturne persistante.

Depuis son entrée à l'hôpital est prise d'un appétit vorace avec soif. Soif intense et urine abondante. La malade dit avoir toujours eu un petit appétit; aujourd'hui, la voracité est extrêmement intense; rien ne peut la calmer. Ces phénomènes de boulimie et de soif ont débuté avant le commencement de tout traitement. Antérieurement, la malade n'avait pris que des pilules de proto, et antérieurement encore du quassia. Cette boulimie ne peut donc être attribuée à l'action médicamenteuse. Plaque amygdalienne gauche. A bu quatre litres hier. Deux pilules de proto, potion avec KI, vin de quinquina. Au début de la grossesse, inappétence. Urine tache le linge, mais pas de sucre.

Le 17. — A eu de la fièvre toute la nuit, dit-elle ce matin; 110 pulsations. Langue très-nette, peu de chaleur, même faim; hier a mangé cinq portions de pain et elle a eu faim toute la nuit. Fièvre syphilitique.

Le 22. Angine intense.

Le 23. Accouchée d'un enfant sain.

Réflexions. — Bien que nous n'ayons pas l'observation de cette malade lors de son premier séjour à l'hôpital, les faits consignés dans les lignes suivantes doivent être signalés : la roséole persiste ; il y a des plaques opalines sur les amygdales ; des syphilides papulo-érosives couvrent les grandes et les petites lèvres. Et en même temps, il existe sur le sein droit un ecthyma croûteux unique à base parcheminée, du diamètre d'une pièce de 20 centimes. Mêmes lésions dans l'aisselle gauche. Il y a donc simultanéité d'une éruption de la période secondaire avec une éruption de la période tertiaire.

Un fait particulier encore dans cette observation, c'est l'existence d'une boulimie portée à un point extrême, et continuant même pendant le stade de la fièvre syphilitique.

Il est presque inutile de chercher à prouver quel peut être le rôle de la grossesse dans la production d'un tel désordre. On sait en effet que la gestation seule, de même que la syphilis, prédispose à des troubles des fonctions digestives les plus variées. La réunion de ces deux états ne peut donc être en cela qu'une cause aggravante.

PÉRIODE TERTIAIRE.

Les accidents tertiaires, dit M. Lancereaux, n'anticipent pas sur les accidents secondaires, si ce n'est dans quelques cas de syphilis grave, où on les voit apparaître en même temps que ces derniers. Cette anticipation est la règle dans les observations qui nous restent à publier, et, dans la plupart, une gravité exceptionnelle y est constatée.

Dans cette période, comme dans la précédente, nous avons établi des subdivisions, faisant de la contamination de la mère par le fœtus un point tout particulier.

§ 1. Lésions diverses.

Parmi les douze observations qui constituent ce premier paragraphe, il y en a dix concernant des lésions ulcéreuses et gommeuses de la peau, des affections des os, carie et nécrose. La onzième est remarquable par les phénomènes nerveux observés pendant la vie et expliqués par l'autopsie. La dernière, la seule que nous ayons trouvée en ce genre avec certitude complète de diagnostic, puisque l'autopsie a été faite, est un cas d'entérite syphilitique rapportée par Cullerier.

Obs. 42. (personnelle), recueillie à l'hôpital de Lourcine, service de M. Lancereaux.

La nommée L. P..., enceinte pour la première fois, entre à la salle Saint-Alexis, vers le troisième mois de sa grossesse. Elle n'a jamais été malade antérieurement, et raconte que vivant avec son amant et ne voyant que lui, elle s'est aperçue de la présence d'un petit bouton à la vulve, environ quinze jours avant le début de sa grossesse. Trois semaines plus tard, elle remarque une éruption de taches très-pâles, durant à peine quelques jours; à ce moment aussi, maux de gorge.

A son entrée, on constate, sur la paume des mains seulement, une éruption squameuse, appelée par certains auteurs psoriasis palmaire, mais n'étant simplement que la terminaison d'une syphilide papuleuse spéciale vu le siége de l'éruption. La gorge est saine; rien à la vulve ni à l'anus.

Bientôt la malade éprouve des maux de tête violents, surtout la nuit; elle a un peu de fièvre; elle perd ses forces, n'a plus d'appétit, et maigrit, d'une façon sensible.

Quelque temps après, au début du quatrième mois, apparaît une éruption papulo-crustacée, localisée au bas-ventre et au mont de Vénus. Cette éruption, caractérisée par des bulles grosses, larges, se transforme peu à peu en ulcérations profondes, à bords rouges, indurés, se recouvrant de croûtes épaisses, noirâtres, imbriquées, représentant en un mot tous les caractères du rupia syphilitique. Une de ces ulcérations siége sur le nombril qu'elle masque, une autre près du sillon génito-crural droit, deux petites enfin de chaque côté de la partie supérieure des grandes lèvres.

Comme phénomènes concomitants, il existe des plaques muqueuses de la face interne de la cuisse gauche et de l'anus. La malade est mise à un régime tonique, de plus, lotions avec l'eau chloralée sur les parties malades.

Cette éruption dure environ trois mois, époque à laquelle elle disparaît, et depuis le septième mois de sa grossesse, cette femme n'a plus jamais présenté le moindre symptôme.

Elle accouche le 6 mars sans aucun accident, d'un enfant mâle, n'ayant aucune apparence de syphilis; mais à la fin du mois de mai, cet enfant, allaité par sa mère, a des plaques muqueuses confluentes à l'anus et est pris d'un coryza syphilitique intense, caractérisé par un écoulement de sanie sanguinolente et purulente qui l'empêche de téter. Il maigrit considérablement.

La mère se porte bien, son embonpoint est revenu.

Réflexions. — Ce fait nous a frappé pour plusieurs motifs. Les premiers phénomènes sont d'une bénignité surprenante, mais ils font place immédiatement à une éruption de la période tertiaire bien caractérisée, nonseulement par ses produits, mais encore par sa localisation. En même temps, il existe quelques plaques muqueuses du périnée. Ces accidents durent trois mois environ; et tout rentre dans l'ordre.

L'apparition précoce de lésions de la période tertiaire se bornant pour toute manifestation à quelques croûtes de rupia de la peau, constitue un cas de syphilis anormale bien remarquable.

Obs. 43 (1). — Mme V..., âgée de 34 ans, grosse de six mois, était atteinte d'une syphilis consécutive, caractérisée par des pustules croûteuses sur tout le corps, de douleurs ostéocopes nocturnes qui la privaient de sommeil. La faiblesse et la maigreur de Mme V... étaient si grandes, qu'elle ne pouvait se lever de son lit pour satisfaire à un dévoiement qui la fatiguait depuis deux mois. Un régime médical et hygiénique, approprié à l'état de la maladie, améliora rapidement sa santé; de sorte qu'un mois après son entrée dans notre maison de santé, et au septième mois de sa grossesse, Mme V... commença le traitement spécial; il ne fut suspendu que pour son accouchement, qui fut naturel et à terme : elle mit au jour un garçon grêle et faible, qui présenta en naissant des taches pustuleuses aux fesses et aux cuisses.

Réflexions. — Voilà un cas de syphilis tertiaire grave, non pas tant par la variété d'éruption que par l'affaiblissement, la diarrhée et la cachexie qui l'accompagnent.

Obs. 44. — Communiquée par M. le Dr Lancereaux.

Marthe M..., âgée de 21 ans, domestique, a eu une première grossesse il y a trois ans; accouchée d'un enfant vivant, bien portant encore.

En mars 1870, éruption généralisée de boutons, en même temps, céphalée nocturne, durée de deux mois, pas de traitement.

En septembre 1870, même éruption de longue durée; elle était alors au

(1) Bertin, Loc. cit., p. 101.

quatrième mois d'une seconde grossesse. Pendant un mois passé à la Charité-annexe, céphalée nocturne combattue avec succès par des pilules mercurielles. Vers le milieu de novembre 1870, paraît au tiers supérieur de la partie interne de la cuisse un gonflement assez volumineux et assez douloureux pour forcer la malade à garder la chambre; à ce moment, boutons aux parties génitales. Trois semaines plus tard, la tumeur se recouvre de bulle sanguine; vers le 20 décembre la tumeur s'ulcère, il en sort du sang.

15 janvier. Au même point de la cuisse, ulcération arrondie de 3 cent. de diamètre, à fond inégal, aréolaire, sécrétant de la matière puriforme; à son pourtour la peau est rouge, empâtement. Douleur au mollet du même côté, cependant absence de tumeur dans les muscles de cette région. A l'anus plusieurs fissures assez profondes, dont l'une un peu plus étendue, recouverte d'enduit blanchâtre. Dans les aines, adénopathies spécifiques. Pas d'adénopathie post-cervicale, mais ganglions du triangle sus-scapulaire, petits et durs.

Réflexions. — Cette observation, bien qu'incomplète, n'en présente pas moins à noter l'apparition d'une éruption papuleuse généralisée par le fait d'une grossesse, et suivie un mois après d'une gomme cellulo-cutanée de la cuisse droite, avec fissure au pourtour de l'anus. C'est là un accident tertiaire arrivant à courte échéance.

Obs. 45. — Communiquée par M. le Dr Fournier.

Auguste Leb..., entrée le 7 avril 1868, salle Saint-Clément, à Lourcine, est âgée de 20 ans.

Malade depuis trois mois; pas de maladie antérieure; elle eut un petit bouton à la vulve, pour lequel elle entra à Lourcine le 10 janvier, salle Saint-Louis, où elle resta un mois. Plaques muqueuses; cautérisations et pilules de proto-iodure pendant un mois. Elle dit qu'elle était guérie de ses plaques en sortant il y a deux mois, mais que celles-ci reparurent bientôt à l'anus. Elle porte à la région occipitale du cuir chevelu, une plaie suppurante depuis deux mois; eau-de-vie et eau de Cologne en lotions. Elle est enceinte de sept mois et demi pour la première fois. Elle est avec son amant depuis un mois; celui-ci a été bien portant depuis qu'elle est avec lui, dit-elle, mais il a eu la vérole, pour laquelle il a été traité au Midi, il y a deux ans.

Le premier bouton, dit la malade, a été à la partie inférieure de la vulve; on n'en trouve pas de cicatrice. Il paraît vers le 10 décembre.

7 avril. En palpant les petites lèvres, on trouve sur plusieurs points des noyaux fortement indurés, surtout vers leur commissure inférieure. Sur tout leur bord libre, existent quelques rougeurs, dont quelques-unes éro-

sives; sur leur face interne, il y a de larges surfaces érosives chancriformes, à base très-fortement parcheminée. Sur la face externe des petites lèvres, ainsi que sur les grandes lèvres, existent plusieurs papules plates érosives, presque sèches, paraissant être en voie de cicatrisation. A la partie supérieure de la grande lèvre gauche, deux larges plaques tuberculeuses à base parcheminée. A côté de l'anus, sur les deux fesses, plusieurs plaques muqueuses tuberculeuses, assez saillantes et presque sèches. Un petit groupe de plaques tubéreuses dans le sillon génito-crural droit.

Pas d'adénopathie cervicale, mais adénopathie inguinale bien marquée.

Sur les deux cuisses, assez nombreuses macules brunâtres avec point central de coloration foncée; quelques-unes ont une petite croûte brune à leur centre. Sur le tronc, nombreuses macules d'un brun pâle.

Au cuir chevelu, à la région occipitale, sur la ligne médiane, existe une plaie suppurante très-creuse, à bords anfractueux saillants, taillés à pic, à fond inégal jaunâtre, légèrement croûteuse en quelques points, ayant la largeur d'une pièce de 40 sous. Cette plaie n'a jamais été douloureuse; à son niveau les cheveux sont tombés. Pas d'autres croûtes au cuir chevelu, pas d'alopécie; pas de maux de gorge; rien d'apparent; pas de mal de tête; aucune douleur; pas de fièvre; insomnie la nuit à cause de démangeaisons vulvaires. La malade dit avoir maigri; elle tousse par quintes depuis un mois, et crache quelquefois du sang en filets dans ses crachats. A l'auscultation rien d'anormal au sommet.

Bon appétit; elle sent remuer son enfant. Bonne constitution.

8. Diagnostic. Syphilide ulcéreuse chancriforme de la région génitale; *syphilide ulcéreuse du cuir chevelu*, qui nous paraît remarquable parce qu'elle est très-creuse, et offre l'aspect d'une syphilide tuberculeuse tertiaire.

Traitement. — Liqueur de Labarraque; raser les cheveux autour de la plaie; pilule de proto-iodure de mercure. Bain trois fois par semaine.

13. Les petites lèvres restent bien volumineuses et indurées à leur base. Au reste, toutes les ulcérations sont à peu près sèches.

23. Les ulcérations vulvaires sont presque toutes cicatrisées; la surface de l'ulcération du cuir chevelu est devenue bourgeonnante et forme comme de grosses verrues sèches.

30. La surface de la plaie est absolument sèche et produit des granulations en mamelon de 2 à 3 centimètres. L'érosion à la fourchette se sépare très-activement.

2 mai. Accouchée dans la nuit, à onze heures du soir. L'enfant ne présente pas de lésion, mais il est très-petit, très-réduit.

3. Décès de l'enfant. Autopsie : poumon droit hépatisé, en bloc, noirâtre poumon gauche normal; foie, reins, rate normaux.

Réflexions. Cette malade, enceinte depuis sept mois et demi, est syphilitique depuis trois mois seulement, mais

elle est affectée dès le début de plaques muqueuses, disparaissant pour revenir bientôt après avec un caractère plus
accentué : syphilide ulcéreuse, chancriforme, de la région
génitale. En même temps, il existe une syphilide ulcéreuse
du cuir chevelu, creuse, qui, de l'aveu de l'auteur, présente
le type d'une lésion tertiaire. Ces accidents ne commen-
cent à diminuer qu'au moment de l'accouchement.

OBS. 46 (1). — M..., lingère, non mariée, âgée de 23 ans d'une constitution lymphatique, entra le 28 octobre 1868 à la Pitié, service de M. Becquerel.
Elle est faible, pâle et un peu maigre. Cependant elle n'offre, ni dans les
vaisseaux du cou, ni à la région précordiale, aucun bruit pathologique.

Elle n'a jamais eu aucune maladie grave. Ses parents vivent bien portants.
Elle n'a jamais éprouvé aucune douleur névralgique ou autre. Il y a deux
ans, elle entra à Lourcine pour un écoulement vaginal. Elle n'y fut soumise
à aucun traitement mercuriel. Elle resta à l'hôpital jusqu'au mois d'août
1856, sans présenter aucune manifestation syphilitique. Depuis qu'elle est
sortie de Lourcine, elle n'aurait rien présenté du côté des organes génitaux.

Il y a huit mois, elle fut couverte de boutons; ses cheveux ont commencé
à tomber pour la première fois, en même temps qu'elle éprouvait des douleurs à la tête et dans les membres.

Il y a deux mois, elle accoucha d'un enfant vivant, mais jaune, non développé, et qui mourut trois semaines après; cet enfant était couvert de taches;
l'accouchement eut lieu dans le huitième mois de la grossesse, dans le service de M. Horteloup à l'Hôtel-Dieu. Lorsque la malade entra à la Pitié, elle
portait des rhagades entre les orteils, une tumeur du volume d'une noix à
la fourchette du sternum, des taches d'ecthyma disséminées sur tout le
corps, et des ganglions sterno-mastoïdiens et occipitaux très-développés.
Cette tumeur sternale offre à tous les caractères des tumeurs gommeuses ;
lle n'est pas douloureuse à la pression, elle est évidemment fluctuante ; la
peau qui la recouvre conserve ses caractères normaux ; elle s'est développée
d'une manière assez rapide. La malade éprouve pendant la nuit des douleurs
vives dans les os des membres et des céphalées qui l'empêchent de dormir.
Le membre supérieur gauche est très-faible ; la malade ne peut serrer
qu'incomplètement avec la main de ce côté. Elle se plaint principalement
de douleurs vives qui rayonnent vers le côté gauche du thorax et vers la
partie supérieure de l'épaule correspondante, en même temps qu'elles re-
montent vers la tête, en traversant la région mastoïdienne. Ces douleurs
ont leur point de départ au cou, d'où elles s'irradient dans les sens que
nous avons indiqués. Elles sont accompagnées d'un sentiment de chaleur

(1) Zambaco. Loc. cit., p. 142.

dans le cou et la moitié gauche de la tête. Telle est la sensibilité de ces parties pendant la nuit, que la malade ne peut se coucher sur le côté droit.

Sifflements, bourdonnements et élancements dans les oreilles très-violents. Chapelet ganglionnaire et tuméfaction du cou et des muscles sterno-mastoïdiens dont les mouvements sont très-douloureux. Traitement mixte pendant six semaines, amélioration notable.

Réflexions. — Pendant seize mois environ, la vérole chez cette femme reste à l'état latent. Vers le deuxième mois d'une grossesse, les premières manifestations surviennent, et quelque temps après l'accouchement, à une époque assez rapprochée des accidents du début, la malade est en proie à des phénomènes de la période tertiaire de la syphilis, gourme du sternum, pustules d'ecthyma, ne disparaissant que tardivement. C'est donc là une marche rapide de cette affection ayant son point de départ dans la gestation, et aggravée par l'accouchement.

OBS. 47 (1). — Joséphine D..., 19 ans, couturière, entrée à Lourcine, service de M. Cullerier, le 14 septembre 1844.

Santé médiocre, souvent malade, a eu plusieurs hémoptysies ; n'a jamais eu d'autres affections vénériennes. Deux mois avant son entrée, à la suite de relations habituelles avec un individu affecté de chancre, elle a vu survenir un gonflement notable et douloureux de la lèvre gauche.

A son entrée, la malade est enceinte de cinq mois ; toute la moitié gauche de la vulve tuméfiée, livide ; au centre, ulcère arrondi comme une pièce de 5 francs d'un rouge sombre, parsemé de points noirs, bords mal circonscrits non décollés, reposant sur une base œdémateuse non indurée. Cette ulcération s'étend aux petites lèvres. Du même côté à 3 ou 4 lignes au-dessous de la précédente, ulcération plus petite ayant les mêmes caractères. Il s'écoule un ichor roussâtre de leur fond. Douleurs parfois assez vives.

Depuis le début des accidents, il y a une céphalalgie frontale assez opiniâtre ; point de chute de cheveux ; un ganglion engorgé à la nuque et aux aines. Rien sur le reste du corps, si ce n'est un bouton tuberculeux arrondi, de la dimension d'une pièce de 20 sous, à surface d'un rouge grenu, et siégeant sur la face palmaire de l'avant-bras. Il est entouré d'un cercle livide portant l'empreinte de squames. Sa base est dure et d'ailleurs mobile. Il existe un autre bouton, ou pour mieux dire, une macule rougeâtre avec débris épidermiques à la base du pouce de la main droite.

(1) Davasse. Loc. cit., p. 142.

On panse d'abord à la créosote les ulcères qui font des progrès, se réunissent en un seul ; puis avec le cérat opiacé, le nitrate acide de mercure, la teinture caustique d'iode.

8 octobre. Un point rouge se manifeste à la partie inférieure de la vulve du même côté ; l'épiderme se détache ; la surface dénudée s'ulcère et s'agrandissant peu à peu, se réunit avec le foyer primitif qui occupe toute la hauteur des grandes lèvres ; ses bords se découpent, le fond se creuse. A la fin du mois, nouvelle ulcération phagédénique à la partie inférieure de la grande lèvre de l'autre côté.

4 novembre. Les ulcères ne font pas de progrès ; l'eschare résultant d'une application de nitrate acide de mercure se détache laissant à nu une surface plus vermeille.

31 décembre. A l'époque où je quitte le service, il y a quelque apparence de cicatrisation ; les deux tubercules cutanés offrent le même aspect. La céphalalgie a disparu sous l'influence d'applications hypodermiques de sulfate de morphine.

Réflexions. — Cette observation établit le fait d'un chancre phagédénique s'étant formé par la réunion de plusieurs ulcères siégeant sur les lèvres de la vulve. Malgré les cautérisations avec les substances les plus énergiques, le phagédénisme fait des progrès, au point de transformer toute la vulve en un vaste clapier fongueux. Cette lésion reste dans le même état jusqu'à la période terminale de la grossesse, où alors on constate seulement une teinte plus vermeille de l'ulcération.

En même temps, il existe deux tubercules cutanés, revêtant l'apparence de gourme, et offrant encore le même aspect au moment de l'accouchement. Il y a donc coexistence d'accidents initiaux, avec des manifestations localisées de la période tertiaire.

Obs. 48 (1). — Une jeune femme, forte et bien constituée, s'aperçut, dans le premier mois de sa grossesse, qu'elle avait gagné un chancre et un bubon de son mari ; ce dernier fut traité par les frictions et parfaitement guéri en six semaines. Mais le traitement de sa femme fut beaucoup plus difficile. Eau de guimauve en lotions ; frictions avec un gros d'onguent napolitain double. Salivation abondante après la troisième friction. Solution de sublimé

(1) B. Bell. Loc. cit. Note du traducteur, p. 647.

corrosif; vomissements et coliques. Cessation de ce médicament. Reprise des frictions mercurielles; guérison du bubon et du chancre après deux mois de traitement. Jusqu'à l'accouchement d'un enfant mort et à demi pourri qui eut lieu au huitième mois, la malade ressent de loin en loin des coliques. Après l'accouchement, douleurs très-vives dans le bas-ventre ; état de langueur pendant trois mois. Cinq mois après, ophthalmie du côté gauche, accompagné d'un mal de tête violent du même côté, résistant quinze mois à tous les remèdes. Alors, augmentation du mal de tête, retours plus fréquents. Gonflement inflammatoire de la parotide gauche ; insomnie continuelle, ne cédant pas à de fortes doses d'opium. On croyait la malade guérie de la syphilis, quand apparaît un ulcère syphilitique bien caractérisé sur les amygdales, s'étendant bientôt, malgré la reprise du traitement mercuriel, au voile du palais qu'il détruit, et aux os palatins qu'il nécrose.

Ces accidents et la douleur de tête signalée plus haut ne disparurent que cinq mois après l'usage d'un traitement mercuriel énergique, composé de fumigations d'éthiops et de fortes doses d'onguent mercuriel double en frictions.

Réflexions. — Le chancre et le bubon contractés par cette malade dès le premier mois de la grossesse durent deux mois, malgré l'usage des préparations mercurielles. Pendant la grossesse, il reste à la malade des coliques assez vives et un état de langueur qui continue trois mois après l'accouchement. On la croyait guérie, quand quinze mois s'écoulant avec des douleurs de têtes violentes, la malade est affectée par les symptômes graves et tenaces de la troisième période : nécrose des os du nez et des os palatins. Ces accidents, survenus assez longtemps après l'accouchement, ont néanmoins suivi une marche rapide et, surtout, n'ont laissé à la malade aucun repos. Il n'y a pas eu, dans ce cas, la sédation qui existe entre les accidents, et particulièrement entre les périodes de la syphilis simple.

Obs. 49 (1). — Mᵐᵉ P... met au monde, après n'avoir rien présenté de remarquable pendant la grossesse, un enfant qui meurt au bout de cinq semaines avec des signes évidents de syphilis constitutionnelle.

Le mari affirme que son affection vénérienne remontait à plusieurs mois avant son mariage.

(1) Maisonneuve et Montanier, Traité des maladies vénériennes, p. 371.

L'affection débuta chez la mère à la même époque que chez l'enfant, le 19 juillet, trois semaines après l'accouchement, par des pustules nombreuses occupant le tour des ailes du nez et de la bouche, ainsi que le cuir chevelu. Le 21, semblables pustules avaient envahi toute l'étendue des parties génitales externes, qui s'en trouvaient gonflées et très-douloureuses.

Du 24 au 30, une éruption roséolique s'étendait à plusieurs reprises sur le tronc et les membres ; enfin, vers les premiers jours du mois d'août, des douleurs ostéocopes intolérables, surtout la nuit, se firent sentir ; il s'y joignit une angine, une plaque ulcérative au palais et des croûtes sanguinolentes dans le nez. Tous ces phénomènes remarquables par leur acuité, ne le furent pas moins par leur promptitude à disparaître sous l'influence d'un traitement énergique, dont l'iodure de mercure et l'iodure de potassium, associés ou alternés, furent la base, de telle sorte que le 10 septembre suivant, la malade était ou paraissait complètement guérie ; il n'y a pas eu de récidive jusqu'ici.

Réflexions. — La syphilis, pour être restée à l'état latent pendant la grossesse, ne s'est pas moins manisfestée rapidement, avec une certaine acuité, quelque temps après l'accouchement ; sous l'influence de l'état puerpéral, la marche des accidents a été précipitée. A peine les phénomènes primordiaux ont-ils apparu, que déjà des lésions ulcéreuses se manifestent au voile du palais et dans les fosses nasales.

Obs. 50 (1). — Une femme de 28 ans a des plaques muqueuses au pourtour du vagin ; elle est enceinte. A l'union du pariétal droit avec le frontal, douleur fixe, empâtement très-manifeste, et même certaine sensation de fluctuation ; incision ; il ne s'écoule qu'un peu de sérosité sanguinolente. Les douleurs incessantes, excessivement vives, résistent au sulfate de quinine à haute dose ; l'iodure de potassium produit un bon effet. D'après la malade, la douleur fixe de la tête et la tuméfaction ne seraient survenues qu'à la suite d'un coup. Ce coup n'a été qu'une cause occasionnelle.

Le 16 mars, accouchement long et pénible ; enfant mort plusieurs jours avant l'accouchement. Péritonite puerpérale ; la malade meurt le troisième jour.

Autopsie. — Gangrène du col, pus dans les veines, petits abcès dans les ligaments larges, sérosité purulente dans le péritoine..... A la face interne du crâne, du côté droit, on aperçoit, à l'union du frontal avec le pariétal,

(1) Vulpian et Charcot. Comptes-rendus et Mémoires de la Société de biologie, 1854, p. 82.

une plaque jaune, rugueuse, tachetée de points rouges, très-fins et très-serrés. Cette tache a la largeur d'un écu de 6 francs; elle est limitée des parties voisines des os par un bord net. En sciant l'os, on voit que l'altération s'étend à peine à une profondeur de 1 millimètre.

Quelques petites taches jaunes infectées et également nettement limitées existent au pourtour de la glande. La dure-mère, au niveau des parties malades, présente une coloration d'un violet foncé, formant une tache qui rappelle exactement par sa forme et son étendue, celle qu'on voit à la face interne de l'os. Le cerveau est sain.

Réflexions. — Cette femme enceinte présente, à une période rapprochée du début de la syphilis, d'abord des douleurs de tête excessivement vives, coïncidant avec des plaques muqueuses de la vulve. L'accouchement survient, la malade meurt, et on trouve, à l'autopsie, une nécrose de la table interne du crâne, limitée à l'union du frontal et du pariétal du côté droit, point où siégeait la fluctuation pendant la vie. C'est encore un fait très-rare, en tant que se produisant en même temps que les accidents secondaires. La syphilis, dans ce cas, a eu une marche aiguë et une terminaison rapidement funeste.

Obs. 51 (1). — Clémence D..., âgée de 32 ans, *habituée*, selon l'expression réglementaire de l'hospice Saint-Jean, entre pour la quinzième fois au moins dans mon service, le 15 mars 1850. Elle est atteinte de carie palatine avancée, avec tumeurs gommeuses sur le trajet des tendons des extenseurs des deux rotules. Un délabrement habituel des grandes lèvres existe chez cette fille, dont l'état se complique d'une grossesse au huitième mois. Sous l'influence d'un traitement mercuriel modéré, d'un régime réparateur, du repos et de bains gélatino-sulfureux, la carie s'arrête et se limite; le gonflement tendineux semble entrer en fusion; mais un écoulement mucoso-purulent, avec une rougeur violacée de tout le vagin s'établit et persiste jusqu'au jour de l'accouchement. L'enfant est bien constitué, très-viable, et n'offre aucune trace d'intoxication vénérienne.

Clémence D..., pendant l'administration des remèdes, nourrit cet enfant, qui, depuis sa naissance, n'a présenté à mes très-fréquents examens rien qui pût déceler la plus légère participation à l'état de sa mère. Celle-ci est pourtant encore un des plus remarquables exemples de la cachexie syphilitique. En ce moment, et pendant que son enfant court, vif et alerte, dans

(1) Venot. Journal de Bordeaux, 1852, p. 161.

les préaux d'une salle d'asile, Clémence D..., selon son habitude, occupe un
lit aux Vénériens, où de vastes ulcérations anales et un phagédénisme
grave la retiennent depuis trois mois.

Réflexions. — Ces accidents tertiaires, qui sont caractérisés par une carie et une nécrose des os palatins, ont
débuté dans le cours de la grossesse. De plus, cette femme
est dans un état cachectique profond, et, plus tard, elle
est affectée de vastes ulcérations anales phagédéniques.

Obs. 52 (1). — Héloïse T..., âgée de 32 ans, trameuse, entra le 28 avril
1856 à l'Hôtel-Dieu de Rouen, salle 19, n$_o$ 30, dans ma division. D'une
bonne santé dans sa jeunesse, T... prétend n'avoir jamais eu d'accidents
primitifs ou secondaires, ni de maladies de la peau. Il y a 4 ans elle raconte que plusieurs semaines après avoir eu le nez heurté par le bord de
l'épaulette d'un soldat, elle aurait été atteinte d'un gonflement de cet organe,
suivi d'un écoulement de matières jaunâtres non fétides par les narines
Quelque temps après cet accident, les os propres du nez se seraient graduellement affaissés à leur racine, et auraient déterminé l'altération de
forme qui existe encore actuellement. T... a eu quatre accouchements, dont
deux gémellaires, le dernier, il y a quatre mois et demi. Au sixième mois
de cette dernière gestation, début brusque d'une perte de la vue à gauche,
sans paralysie des muscles de la face ou des membres. A la suite de cet accident, T... demeura souffrante, éprouvant des maux de tête, et n'a pu depuis lors se livrer à aucun travail suivi.

Le 28 mai 1856, T... est amenée à l'Hôtel-Dieu ; elle avait une perte de
connaissance presque complète, ou du moins l'intelligence semblait abolie ;
elle ne proférait qu'un seul mot, celui de *madame*, qui lui servait de ré-
ponse à toutes les questions adressées ; peu de mouvements involontaires.
Occlusion des paupières du côté gauche, petit épanchement plastique blanchâtre dans l'épaisseur de la cornée de ce côté, sans ulcération de sa surface, dans une étendue grande comme un pois, en bas et à gauche de l'ouverture pupillaire. Pouls à 110 ; peu de chaleur à la peau ; aucune paralysie motrice des membres supérieurs ou inférieurs. (Limon. sucrée, lavement
purgatif, sinapismes aux membres inférieurs.) Dans la soirée du 28, la malade recouvre sa connaissance, et le 29 elle était assez bonne pour me permettre de recueillir les renseignements consignés plus haut, et dont j'ai
reconnu l'exactitude. Le jour, T... était dans l'état suivant : blépharoptose
gauche, occlusion des paupières normales, strabisme externe gauche, paralysie du muscle droit interne et incomplet du droit supérieur ; dilatation
et immobilité de la pupille de ce côté, peu de sensibilité de la muqueuse ol-

(1) Leudet. Moniteur des sciences médicales, 1860 p. 1189.

factive et oculaire gauche ; anesthésie cutanée du front, de la joue, des lèvres supérieure et inférieure à gauche ; même anesthésie complète de la moitié latérale gauche de la langue. Perte du goût de ce côté, perte de la vision incomplète à gauche. La malade reconnaît vaguement les objets qu'on lui présente. Aucune douleur ou saillie sur aucun point de la calotte crânienne, ou sur la surface des os longs, accessibles au toucher. A la fin de la dernière grossesse, peu de temps après l'invasion des troubles de la vue, T... éprouva une soif vive qui la forçait de boire jusqu'à 8 et 10 litres de liquide chaque jour. Cette soif a toujours continué et dure encore actuellement. L'urine examinée le jour suivant par la liqueur de Bareswill et la potasse, contenait du glucose ; elle réduisait d'une manière marquée le tartrate cupro-potassique, et tournait au brun la solution de potasse caustique. (Limonade, 7 sangsues à la tempe gauche. Calomel 0,60. Bouillon).

1er juin. L'anesthésie cutanée a un peu diminué sur la gauche ; la perte de sensibilité demeure la même sur la muqueuse, même trouble de la vue à gauche, et aucun changement dans le dépôt plastique de la cornée. La glucose existe toujours dans les urines. (Limonade, une cuillerée à bouche de la solution suivante : Eau, 120 grammes. Iodure de potassium, 8 grammes ; une portion d'aliments.)

Dans le courant du mois de juin, l'état général de la malade devient plus satisfaisant ; l'anesthésie de la peau de la face fait place d'abord à de l'analgésie ; puis la malade semble recouvrer la sensibilité absolue de cette région, comme celle des muqueuses nasale et oculaire ; la muqueuse linguale reste seule anesthésiée. Même blépharoptose, strabisme externe à gauche ; le dépôt plastique de la cornée est le siége d'une petite ulcération en coup d'ongle. La soif a disparu, et le glucose, après avoir diminué lentement dans l'urine, ne s'y trouve plus le 20 juin. T... quitte l'Hôtel-Dieu le 23 juin 1856.

Pendant le séjour en ville, la faculté visuelle de l'œil va graduellement en décroissant ; dans la nuit du 12 au 13 juillet 1856, de vives douleurs se manifestent dans l'œil gauche, et le 14 juillet T... entre pour la deuxième fois dans mon service. Je constate alors un chémosis conjonctival et une opacité avec ramollissement de la cornée gauche, principalement en bas ; douleur dans la tempe et la moitié gauche du front sans aucune saillie osseuse visible ; pas d'anesthésie dans cette région ; sensation d'engourdissement dans la peau de la joue gauche, qui est un peu anesthésique ; moitié gauche de la langue complètement dépourvue de sensibilité. (6 sangsues à la tempe gauche ; collyre au nitrate d'argent, pédiluve sinapisé ; bouillon, iodure de potassium.) Le 19 juillet, dans la journée, l'œil gauche suppure et se vide. A partir de ce moment, l'engourdissement et l'anesthésie gauche de la face diminuent, la gencive supérieure gauche et la moitié correspondante de la langue sont toujours anesthésiques. Le 19 août 1856, sortie de l'hôpital.

A la fin de septembre 1856, je revis T... ; elle présentait les mêmes troubles de sensibilité cutanée et des muqueuses, mais ne souffrait plus de

l'œil, qui était atrophié. Le 27 décembre 1856, T... rentre pour la troisième
fois à l'Hôtel-Dieu, dans ma division; son état général aurait été satisfaisant jusqu'à il y a trois semaines. A son entrée, l'intelligence de T... était
très-obscure; elle rendait incomplètement compte de son état; la malade
prétend ne pouvoir distinguer de l'œil droit le jour de la nuit; cependant la
veille, elle reconnaissait encore le nombre de ses doigts; aucune phlegmasie
de l'œil droit, pas de strabisme; atrophie du globe oculaire gauche; je constate les mêmes troubles de la sensibilité de la peau de la face de la muqueuse buccale et linguale à gauche, que lors du dernier séjour. (Iodure de
potassium, frictions mercurielles.) Le 30 décembre, état comateux complet,
la malade ne répond à aucune question. Le 1er janvier 1857, retour de la
connaissance; T... reconnaît les personnes qui entourent son lit; elle assure
voir un peu de l'œil droit; un peu de stomatite hydrargyrique. Pas d'exagé-
ration de la soif, absence de sucre et d'albumine dans l'urine. L'amélioration de l'état général est chaque jour plus prononcée; la vision est toujours
imparfaite à droite. Le 13 janvier, douleur de l'œil droit, gonflement des
paupières de ce côté, injection de la conjonctive; quelques petits dépôts de
lymphe plastique interstitiels, existent dans le segment inférieur de la conjonctive droite; connaissance parfaite. Les jours suivants, cet épanchement
de lymphe plastique diminue aussi, mais la vision demeure imparfaite;
T... peut cependant marcher seule; elle quitte l'Hôtel-Dieu le 24 janvier 1857.

Trois ans après, elle meurt dans le marasme syphilitique le plus complet.
Autopsie le 16 octobre 1860. *Résumé* :

Téguments du crâne sains; aucune altération des méninges à la convexité.
A la base, la pie-mère et l'arachnoïde viscérale s'enlèvent difficilement,
adhèrent à la pulpe cérébrale, et sont d'un blanc opaque, surtout au niveau
du chiasma des nerfs optiques. Dans le quatrième ventricule, les plexus
choroïdes adhèrent intimement au bord gauche du calamus scriptorius;
dans ce point, la substance cérébrale paraît comme érodée ; est irrégulière,
légèrement ramollie dans sa couche superficielle, surtout au niveau des
filets du nerf acoustique gauche. Au niveau de la moitié latérale gauche
du chiasma des nerfs optiques existe une masse du diamètre d'un centime,
légèrement rosée, plastique, du volume de la moitié d'une lentille, adhérente aux méninges, avec lesquelles elle fait corps, et moins adhérente à la
substance du nerf. — Nerf optique gauche atrophié. Exostose au sommet du
rocher, confirmant le ganglion de Gasser.

Réflexions. — La marche de la maladie, dit M. Leudet,
la succession des phénomènes morbides, enfin, les altérations anatomiques sont trop significatives pour que je
juge nécessaire de prouver ici la nature syphilitique de la
maladie.

L'histoire de cette femme est très-intéressante, et nous nous abritons derrière l'autorité de M. Leudet pour admettre, sans hésiter, l'origine syphilitique des accidents présentés par cette malade.

C'est pendant le cours d'une quatrième grossesse, qu'une perte subite de la vue de l'œil gauche a lieu, et continue jusqu'à la fonte purulente du globe oculaire survenant environ six mois plus tard. A l'époque du début, cette cécité s'accompagne de perte de connaissance, d'aphasie, d'hémiplégie sensitive du côté gauche, bientôt suivie de la paralysie des muscles de l'œil et de la face du même côté. Un phénomène sur lequel nous voulons nous appesantir est la production d'un diabète sucré, se manifestant au même moment que la cécité, et disparaissant à la fin du mois de juin, c'est-à-dire six mois après son apparition.

La grossesse normale peut donner lieu au diabète sucré, ou du moins à une glycosurie passagère. C'est alors un phénomène d'ordre réflexe. Mais, dans cette observation, le fait n'est plus le même ; en effet, on trouve, à l'autopsie, une lésion matérielle des méninges et de la substance cérébrale au voisinage et sur le point même du plancher du quatrième ventricule, dont l'irritation fait apparaître du sucre dans les urines, comme le prouve la physiologie expérimentale. C'est donc une lésion syphilitique dont la localisation spéciale peut être expliquée par la prédisposition de la grossesse à produire spontanément la glycosurie.

L'anatomie pathologique, révélée par l'autopsie, explique aussi les autres troubles fonctionnels observés pendant la vie.

Obs. LIII (1). — La nommée Cœuret, entre pour la seconde fois à Lourcine, le 16 février 1854, enceinte de neuf mois et commençant déjà à sentir

____

(1) Cullerier. Union médicale, 1854, p. 554.

quelques douleurs de l'enfantement. Dans ces premiers jours de décembre, elle avait quitté l'hôpital après un séjour de deux mois, pour des tumeurs gommeuses sur diverses parties du corps, une ulcération du voile du palais, et une périostose de l'un des tibias. Soumise alors pendant sept semaines à un traitement par l'iodure de potassium à la dose de 2 ou 3 grammes par jour, il avait fallu à plusieurs reprises le suspendre à cause de la diarrhée qui était presque continuelle. Cependant les accidents syphilitiques disparaissaient, et à l'époque de sa sortie, qu'elle demandait pour des affaires urgentes, elle ne conservait guère plus qu'un peu d'empâtement sur la surface du tibia malade. Je n'insistai pas pour lui faire continuer plus longtemps son traitement, ni pour la retenir à l'hôpital, parce qu'il y avait en ce moment quelques cas de choléra dans les salles, et que je craignais que cette diarrhée si tenace ne l'y prédisposât.

Lorsqu'elle rentra le 16 février, elle nous dit que depuis sa sortie, le dévoiement avait continué et qu'il avait été plus fort que lorsqu'elle prenait l'iodure de potassium. Elle était complètement décolorée, et toute sa peau offrait la teinte jaune pâle et jaunâtre des anémiques. Le lendemain de son entrée, elle accoucha d'un garçon assez chétif qui mourut au bout de quelques jours. L'accouchement qui s'était fait facilement, n'arrêta pas la diarrhée comme je l'avais espéré, et nous vîmes échouer tous les moyens employés; eau de riz avec sirop de coings, ou grande consoude; décoction blanche de Sydenham, diascordium, lavements astringents de toute espèce, opium sous toutes les formes. La mort ne tarda pas d'arriver dans le dernier degré de la faiblesse.

Autopsie. — Des épanchements séreux se rencontraient dans toutes les cavités séreuses; le cœur, le foie et les poumons étaient décolorés. L'estomac paraissait sain, ainsi que l'intestin grêle; mais dans toute l'étendue du gros intestin, on voyait un grand nombre d'ulcérations arrondies et à divers états, les unes récentes, siégeant sur une base dure et large, les autres à fond déprimé, gris jaunâtre et livide; quelques-unes ne comprenaient que la muqueuse et laissaient parfaitement voir la couche musculeuse; d'autres, plus profondes, intéressaient les fibres mêmes de cette couche. Dans plusieurs de ces dernières, les fibres musculaires étaient comme dilacérées, et flottaient au milieu de l'ulcération. Toutes offraient un décollement de la muqueuse dans le pourtour de l'ulcération, où il y avait un épaississement du tissu cellulaire qui formait comme un bourrelet arrondi avec une ouverture centrale; il n'y avait aucun engorgement dans le mésentère.

Réflexions. — Si rien ne peut donner la certitude que j'ai eu affaire a une entérite provenant de la syphilis, dit Cullerier, on devra penser que ma présomption n'est pas dénuée de fondement, si l'on considère que les premiers symptômes du côté de l'intestin ont commencé en même temps qu'il existait des manifestations tertiaires sur diverses parties du corps, et notamment des gommes sous-cutanées. Que s'il est vrai que la diarrhée s'est fait voir à plusieurs reprises pendant le cours du traitement, il est vrai aussi qu'elle est devenue plus intense lorsque l'usage de l'iodure de potassium a été cessé.

M. le Dr Lancereaux, qui publie cette observation en partie (1), regarde comme nettement syphilitiques les caractères présentés par ces ulcérations. Voilà donc un fait vérifié.

Mais que pouvons-nous en conclure? Tous les auteurs sont d'accord pour considérer comme très-rares les *ulcérations intestinales syphilitiques* proprement dites, et non les lésions à la suite desquelles peut se produire le rétrécissement syphilitique du rectum. Nous en trouvons un seul cas, celui d'une femme infectée et enceinte.

Ces accidents, en outre de leur rareté, sont d'une gravité exceptionnelle. Qu'un fait ne nous suffise pas pour nous autoriser à déduire la relation de cause à effet entre la grossesse et la syphilis, du moins nous avons le droit de faire remarquer et de mettre en relief la coïncidence de ces deux états.

La grossesse, à son début, a été de plus dans ce cas, la cause d'apparition d'exostoses et de gommes multiples.

§ 2. *Laryngite syphilitique.*

Tandis que les lésions syphilitiques du larynx ont pour siége exclusif, pendant la période secondaire, la membrane muqueuse, les modifications anatomiques de la période tertiaire sont profondes et circonscrites. Les obser-

(1) Lancereaux. Loc. cit., p. 250.

vations recueillies sur ce point sont convaincantes et rentrent bien dans cette période. Les désordres constatés ont débuté pendant le cours d'une grossesse ; et les auteurs nous l'apprennent d'une façon tout à fait incidente, ce qui ne peut être qu'à l'avantage de notre sujet.

Obs. 54 (1). — Mary M'Alister se présenta au dispensaire le 3 avril 1831, se plaignant de dyspnée, d'une toux rauque et croupale. La pression sur le cartilage thyroïde causait de la douleur ; la respiration était surtout difficile dans l'inspiration ; la malade ne parlait qu'à voix basse ; elle était considérablement amaigrie. Cet état durait depuis six semaines ; les symptômes avaient empiré progressivement. Plusieurs mois auparavant, elle avait eu la syphilis pour laquelle elle avait fait usage du mercure jusqu'à salivation ; elle n'avait eu aucun autre symptôme secondaire.

Prescription. Un vésicatoire au devant de la gorge ; mercure *cum creta*, 5 grains ; calomel, 1 grain ; opium, 1|3 de grain, à prendre toutes les six heures.

Le 4, la respiration était beaucoup plus difficile ; l'imminence de la suffocation rendait l'opération indispensable ; celle-ci fut exécutée facilement.

Il s'écoula à peine une once de sang ; aucun vaisseau n'ayant été ouvert. La trachée fut divisée longitudinalement ; une érigne, implantée dans son tissu, la fixa et permit d'en enlever une petite portion de chaque côté de l'incision. Alors on plaça un tube dans l'ouverture, et l'on prescrivit de continuer le mercure toutes les trois heures. Le 6, la bouche étant affectée, on remplaça le mercure par la salsepareille. La malade se rétablit, après l'opération, sans que sa guérison fût entravée par aucun symptôme fâcheux ; seulement elle fut tourmentée, pendant trois semaines, par l'expectoration de mucosités épaisses, semblables à celles qui sont évacuées par le nez. A cette époque, elle éprouva de fréquentes envies de tousser, déterminées probablement par la cicatrisation et la contraction de l'ulcération de la glotte, où la malade éprouva une sensation de serrement ; elle était, au moment de l'opération, *enceinte de 7 mois* : elle eut à terme un accouchement heureux. Peu de temps après sa naissance, l'enfant présenta quelques marques de syphilis, telle qu'une éruption squammeuse et un petit nombre de fissures à la plante des pieds. Ces symptômes disparurent sous l'influeuce d'une certaine quantité de mercure *cum creta*. Plus tard, cette femme se maria et eut un second enfant, en 1833 ; deux années plus tard, elle se portait parfaitement bien, respirant toujours entièrement par le moyen du tube placé dans la plaie de la trachée ; sa voix est complètement éteinte ; elle peut à peine articuler un mot.

(1) Trousseau et Belloc. Traité pratique de la phthisie laryngée. Paris, 1837, p. 464.

Moret.   6

Réflexions. — Cette malade, syphilitique depuis plusieurs mois, n'a eu que quelques accidents légers, disparaissant rapidement. Les phénomènes de la période secondaire manquent. Puis longtemps après, cette femme est affectée d'ulcérations du larynx, s'accompagnant de lésions telles que la trachéotomie est nécessaire. L'observation nous apprend, d'une façon tout à fait incidente, que cette femme était au septième mois d'une grossesse, qui d'ailleurs se termina heureusement. L'enfant naquit syphilitique.

Voilà donc des accidents laryngés très-graves, survenant plusieurs mois, il est vrai, après le début de l'infection, mais d'emblée vraiment sérieux, éclatant sous l'influence de l'état puerpéral, en même temps que des troubles profonds de tout l'organisme, caractérisés par l'amaigrissement rapide, une véritable cachexie syphilitique survenant en six semaines.

Obs. 55 (1). — Mme ..., âgée de 34 ans, exerçant la profession de chamarreuse, entre à l'hôpital le 19 juillet 1836.

Cette femme eut en 1828 une maladie vénérienne caractérisée par des chancres, qui disparurent après un mois, et par des bubons qui durèrent trois mois. Le traitement consista en l'administration de la liqueur de Van Swieten, qui fut prise pendant six semaines. La guérison parut complète jusqu'au 12 novembre 1834, époque à laquelle X... accoucha heureusement.

Le cinquième jour après l'accouchement, il survint une angine pharyngienne, peu grave, qui dura un mois, et fut suivie de picotements du larynx et d'une toux quinteuse très-fréquente. En même temps le larynx devint le siége d'une vive douleur ; ces accidents s'accompagnaient d'un enrouement qui, après un mois, dégénéra en une aphonie complète.

Tous ces symptômes n'ont pas cessé d'exister depuis lors.

Dans le courant de mai 1835, on a fait quatre saignées ; on a appliqué 75 sangsues à la gorge et trois vésicatoires sur le devant du larynx et sur ses côtés. Ces divers moyens ont été sans résultat aucun. La malade affirme même que, pendant ce traitement, la toux est devenue plus vive et plus fréquente.

Trois mois après sa naissance, l'enfant de M. X. présenta, aux parties gé-

(1) Trousseau et Belloc. Loc. cit., p. 886.

nitales et aux fesses, des pustules que le médecin du bureau central regarda comme syphilitiques.

La mère et l'enfant furent admis à l'hôpital des vénériens, où M. Ricord confirma le diagnostic sur la nature de l'éruption cutanée de l'enfant. Les pustules furent saupoudrées de calomel ; on fit au petit malade des lotions avec le chlorure de soude ; après trois semaines, il fut guéri, et, depuis lors, sa santé a été bonne. La mère ne fit à l'hôpital des Vénériens aucun traitement.

Résumé de l'état actuel. — Depuis 20 mois, aphonie complète. Région du larynx peu douloureuse, toux fréquente, expectoration filante, muqueuse, claire.

Pas de douleur du pharynx, aucune gêne en avalant.

Depuis 3 mois le cou est gonflé, au point que la malade a été forcée d'allonger de trois pouces un collier qu'elle porte habituellement.

La poitrine, explorée avec soin, paraît intacte.

L'état général est assez bon ; cependant il y a une fièvre continue.

Traitement. — Du 19 juillet au 7 avril 1836, la malade fait, deux fois par jour, des frictions sur le cou, avec la pommade suivante :

> Onguent napolitain....   8 parties.
> Extrait de belladone...   2 parties.

De plus, matin et soir, une pilule contenant 1⁄16 de grain de proto-iodure de mercure.

De temps en temps, bain avec addition d'une once de sublimé.

La malade sort guérie complètement, avant la fin du mois d'août.

Réflexions. — Les antécédents de la malade, les nouveaux accidents présentés par elle, au moment de la terminaison d'une grossesse, six ans après la disparition complète des symptômes observés ; l'inutilité d'une médication énergique, mais antiphlogistique, et, enfin, la réussite d'un traitement spécifique, font assez foi de la véracité du diagnostic porté par les auteurs de cette observation.

La grossesse a été certainement ici la cause occasionnelle de cette laryngite, manifestation tardive et grave de la syphilis, et ce n'est pas trop nous avancer que d'affirmer ce fait.

Obs. 56 (2). — Adélaïde G..., âgée de 37 ans, tempérament lympha-

----

(1) Trousseau et Belloc. Loc. cit. p. 390.

(2) Idem.

tique, éprouva, il y a quinze mois, à la suite d'une couche, de l'enrouement, des picotements du larynx, de la dysphagie, de l'anorexie et de la toux. Depuis lors ces symptômes ont plusieurs fois disparu et reparu.

Traitement antiphlogistique énergique; insuccès. Huit jours après, la malade est soumise à la même médication ; même insuccès.

Alors des pustules syphilitiques se montrent à la vulve et sur quelques points du corps, on administre un traitement par l'onguent mercuriel, à l'intérieur, à doses fractionnées, et au bout de trois mois, la malade sortit de l'hôpital parfaitement guérie.

Réflexions. — Nouvel exemple de laryngite syphilitique débutant à l'occasion d'un accouchement.

Obs. 57 (1). — G. (Marie), marchande des quatre-saisons, âgée de 29 ans, d'une constitution assez forte, éprouva, peu de semaines après son mariage, qui avait eu lieu au mois d'août 1830, une éruption tuberculeuse aux parties génitales, à l'anus. Son mari, ancien militaire, avait eu diverses maladies syphilitiques, et d'après le dire de Marie G... et le sien, il n'avait aucuns symptômes locaux au moment de son mariage. Quoi qu'il en soit, cette jeune femme se trouva en même temps enceinte et infectée; elle ignorait la nature de sa maladie, et on ne lui avait opposé aucun traitement, lorsqu'elle vint à Saint-Louis, le 16 novembre 1830.

Elle avait pris seulement quelques boissons émollientes et fait quelques lotions adoucissantes. A cette époque, elle présentait une éruption de tubercules larges, arrondis, disséminés à la vulve, sur le ventre, le dos ; ils étaient plats ; ils avaient une saillie prononcée, une couleur cuivrée, une apparence luisante. Depuis le mois d'octobre, Marie G... avait éprouvé en outre une céphalalgie profonde qui la privait de tout sommeil. La gorge s'était irritée; la voix était voilée, rauque, et plus tard l'aphonie devint complète, l'inspiration gênée, ronflante; la pression la plus légère sur les parties latérales du cartilage thyroïde produisait une douleur vive ; dans les premiers jours, la douleur s'étendait jusqu'aux deux oreilles.

Déjà G... avait séjourné quelques semaines à l'Hôtel-Dieu au mois d'octobre; on avait eu recours aux antiphlogistiques ; des émissions sanguines locales avaient été faites. On suivit d'abord le même plan de traitement à Saint-Louis ; cependant des boissons mucilagineuses, des applications réitérées de sangsues autour de la gorge n'amenèrent aucune modification ; il y avait toujours respiration sifflante, gênée, phlogose du pharynx, du voile du palais, aphonie, menace de suffocation, toux creuse, expectoration de matières filantes. Le peu de succès des moyens antiphlogistiques fit concevoir plus d'espoir dans un traitement spécifique. Celui-ci fut commencé le 20 novembre 1830. On crut devoir donner la préférence au deutochlorure dont l'expé-

(1) Cazenave. Loc. cit., p. 386.

rience avait déjà constaté les avantages dans des cas analogues. Il fut d'a-bord donné à la dose de un quart de grain, puis d'un demi-grain par jour. Après le douzième jour il y eut une irritation plus vive à la paroi posté rieure du pharynx et au voile du palais (diète, boissons émollientes, appli-cation de 12 sangsues). Le 6 décembre nouvelle application de sangsues suivie d'un léger amendement, déglutition moins douloureuse, respiration plus libre. Les jours suivants, les symptômes marchèrent d'une manière décroissante. Le 15, l'état de la malade permit de reprendre le traitement. On insista en même temps sur un régime sévère. Du 20 décembre au 1er jan-vier, l'aphonie éprouva une modification notable. G... proféra quelques mots ; la déglutition devint plus facile ; la respiration plus libre ; elle n'é-tait plus sifflante. Les tubercules plats étaient moins saillants, ceux de la vulve marchaient vers la résolution. Du 1er janvier au 20, le deutochlo-rure fut continué sans interruption à la dose d'un demi-grain. Les symp-tômes continuèrent à décroître d'une manière sensible, la voix était reve-nue dans les sons du médium ; la phlogose du voile du palais et du pharynx était dissipée. Après deux ou trois jours de repos on revint au mercure qui fut continué sans interruption jusqu'au 15 février. A cette époque la guéri-son fut jugée complète ; en effet tous les symptômes avaient entièrement disparu ; l'amaigrissement était moins considérable; la voix était revenue à l'état normal. La grossesse de Marie G... n'a éprouvé aucune influence fâcheuse du traitement ; elle resta encore quelque temps à l'hôpital, et la guérison se maintient.

Le mari de cette femme, traité en même temps à l'hôpital Saint-Louis, donna des renseignements positifs sur la maladie qu'il avait communiquée à sa femme. Ayant contracté la syphilis en 1823, il avait à cinq reprises diffé-rentes été traité par la liqueur de Van Swieten, et lorsqu'il se maria au mois d'août 1830, il venait de faire un traitement de quatre mois.

Réflexions. — Cazenave dit que, sous quelque face qu'on veuille examiner cette observation, elle lui semble digne du plus grand intérêt.

C'est un cas de syphilis grave, de laryngite bien évi-demment ulcéreuse, de phthisie laryngée consécutive à de simples tubercules muqueux. Ces symptômes surviennent moins de quatre mois après les accidents du début; ils ont revêtu par conséquent une marche très-rapide et très-grave sous l'influence de la grossesse.

§ 3. — *Transmission de la syphilis du fœtus à la mère.*

Nous avons vu, à l'article *Pathogénie*, que ce genre de contamination est regardé comme une cause de malignité de la syphilis ; nous publions deux observations dans lesquelles cette assertion paraît être prouvée d'une façon incontestable.

Obs. 58 (1). — M. X...., commis-voyageur, contracte un chancre en Espagne et prend des pilules de proto-iodure pendant six semaines environ. A un an de là, il vient me consulter pour savoir s'il peut se marier, ce à quoi je l'autorise, ne trouvant aucune trace d'accidents et croyant qu'il avait un chancre mou. Le mariage se fait donc, la jeune fille qu'il épouse est fraîche, bien portante, de moralité irréprochable.

Au bout de six mois de mariage, la femme devient enceinte. Vers le quatrième mois de la grossesse, elle perd ses forces, maigrit, se sent très-faible : fausse-couche à cinq mois. L'enfant, d'après ce qu'on m'a raconté, était flétri et couvert de boutons. (Je n'assistai pas à la fausse couche.)

La mère elle-même se vit bientôt en proie à une éruption d'une effroyable malignité qui recouvrait presque toutes les régions du corps ; elle fut alors soignée par un de mes collègues de l'hôpital Saint-Louis qui employa inutilement le mercure, l'iodure de potassium, l'huile de foie de morue. Lorsque je fus appelé près d'elle, trois mois s'étaient écoulés depuis la fausse couche ; je la trouvai avec de vastes ulcères serpigineux qui occupaient le tronc, les cuisses et les bras, et qui avaient succédé à une syphilide pustulo-crustacée ulcéreuse.

Les caractères des ulcères ne pouvant laisser subsister le moindre doute sur leur nature, je prescrivis un traitement mercuriel. Ici se place une particularité intéressante. Quand la malade eut fait usage du mercure pendant quelque temps, elle fut prise tout à coup d'accidents hémiplégiques, langue déviée, bouche contournée, faiblesse de tout un côté du corps. Je cessai le mercure, les accidents paralytiques disparurent ; je repris le traitement mercuriel un peu plus tard, réapparition des mêmes accidents ; je renouvelai la tentative quatre ou cinq fois, toujours même résultat, si bien que dans ce cas particulier, on se saurait méconnaître une corrélation intime contre l'administration du mercure et la production des accidents paralytiques. Ce que voyant, je dus renoncer tout à fait à l'emploi du mercure ; je le remplaçai par l'iodure de potassium, et après diverses péripéties, j'eus la satisfaction d'obtenir la guérison des ulcères serpigineux.

(1) Bazin. Loc. cit., p. 89.

Les manifestations du côté de la peau avaient à peine disparu que se montrèrent des accidents laryngés, probablement des ulcérations des cordes vocales, et presque en même temps de graves symptômes de phthisie pulmonaire. On ne tarda pas à constater par l'auscultation les signes de nombreuses excavations dans le parenchyme pulmonaire, et bientôt aussi apparurent les signes d'une maladie du foie et d'une néphrite albumineuse.

M. Cruveilher, appelé en consultation, déclara que la malade était en proie à une phthisie pulmonaire tuberculeuse, et qu'il n'y avait aucun espoir de guérison. Je ne partageai pas cette opinion, et je considérai les symptômes pulmonaires comme le résultat de la fonte purulente de nombreuses tumeurs gommeuses syphilitiques.

Quoi qu'il en soit, la malade prit alors à mon insu une trentaine de bouteilles de rob Laffecteur, plus tard je revins à l'iodure de potassium, et finalement cette dame guérit en conservant une aphonie complète.

Actuellement, après plusieurs années, la guérison ne s'est pas démentie, seulement l'aphonie persiste au même degré, et le Dr Fauvel, consulté, a déclaré, après un examen laryngoscopique, que les cordes vocales étaient détruites, et le larynx parsemé de brides cicatricielles.

Le mari, que j'ai examiné à différentes reprises pendant la maladie de sa femme, et qui s'observait d'ailleurs avec soin, n'a jamais présenté d'accidents apparents depuis le chancre qu'il a contracté en Espagne ; aussi tout me porte à croire que dans cette circonstance la transmission syphilitique s'est faite à la mère par l'intermédiaire du fœtus qui tenait la syphilis du père.

Ce n'est pas la première fois d'ailleurs qu'on observe la transmission de la syphilis à la mère par le fœtus qu'elle porte dans son sein. Comme renseignement complémentaire, je dois ajouter que le mari m'a avoué qu'il n'avait pu résister pendant la longue maladie de sa femme au besoin de prendre une maîtresse, et qu'il en avait eu deux enfants, tous deux morts en bas âge de convulsions, m'a-t-il dit, l'un à six mois, l'autre à dix-huit mois. Cet homme est resté maigre et assez chétif.

Réflexions. — Cette observation est intéressante à plus d'un titre. Sans vouloir signaler avec la même importance toutes les particularités qu'elle présente, voyons cependant les faits les uns après les autres, en nous arrêtant surtout sur celui qui a trait à notre sujet, c'est-à-dire sur les accidents syphilitiques de cette malade, développés sous l'influence de la puerpéralité.

Un chancre paraît être le seul phénomène observé sur

M. X..., et cependant le fœtus, dont il est le père, est syphilitique et meurt avant terme.

Avant l'expulsion du fœtus au cinquième mois de la grossesse, la malheureuse mère devient syphilitique par l'embryon qu'elle nourrit dans son sein. Ce mode de transmission est certainement digne de remarque, et paraît ressortir manifestement de l'exposé de l'observation.

En abordant l'examen du fait capital pour nous, nous relatons de suite une phrase de M. Bazin (1), tirée du paragraphe : transmissibilité de la syphilis congénitale. «Dans l'exemple que j'ai rapporté plus haut (il s'agit de cette observation), non-seulement les choses se sont passées comme l'indique M. Depaul ; mais la syphilis, ainsi développée chez la mère, a suivi une marche, et a présenté des symptômes d'une gravité exceptionnelle. »

Cette femme grosse, après avoir éprouvé des symptômes généraux que l'on remarque dans presque tous les cas de syphilis, est en proie aussitôt après son avortement à une éruption d'une *effroyable malignité*, qui recouvre presque toutes les régions du corps. La roséole, c'est-à-dire la première manifestation après l'accident initial, manque complètement ; d'emblée, les phénomènes observés sont ceux de la période tertiaire, ou du moins ceux qui sont intermédiaires à la seconde et à la troisième période dans les syphilis graves. Le mercure, l'iodure de potassium, l'huile de foie de morue, sont administrés sans succès ; l'éruption, qui est une syphilide pustulo-crustacée ulcéreuse, progresse et laisse à sa place de vastes ulcères serpigineux.

A peine ces manifestations cutanées ont-elles disparu, que des ulcérations laryngées et des gommes pulmonaires laissant à leur suite des excavations, se révèlent par des symptômes propres. C'est-à-dire que sans répit, alors que la syphilis bénigne et commune, offre des intermittences

(1) Bazin. Loc. cit. p. 166.

dans l'apparition de ses phénomènes, notre malade présente des accidents tertiaires, une laryngite syphilitique et des accidents de la quatrième période des gommes viscérales et une néphrite albumineuse.

Ainsi donc, la destruction et la suppuration des tissus, d'où gravité exceptionnelle des accidents, malgré leur guérison, la rapidité de leur évolution, et le renversement de leur ordre chronologique, sont autant de faits qui impriment le cachet d'une syphilis maligne et galopante. Si nous rapprochons maintenant les manifestations syphilitiques présentées par cette femme, de l'état de guérison apparente de son mari, on peut à juste titre s'étonner tout d'abord de la différence si considérable qui existe dans la manière d'être d'une syphilis de même origine chez deux individus différents, mais de bonne constitution tous les deux. La jeune femme était, dit l'observation, fraîche et bien portante au moment de son mariage. Une grossesse survient, la femme devient mère ; en ce moment elle acquiert la syphilis qui trouve un terrain fécond pour son développement, de par le fait de cet état physiologique. Telle est pour nous, en effet, la raison de la syphilis maligne dont nous venons d'analyser l'observation.

Obs. 59 (1). — Il s'agit d'une femme de 37 ans, d'un tempérament lymphatique et d'une constitution profondément altérée qui se présente, le 22 novembre, à la consultation de M. le professeur Thiry avec son enfant âgé de neuf semaines. On diagnostique chez l'enfant une syphilis héréditaire.

La mère a la peau couverte de papules dans lesquelles on retrouve l'induration initiale trahissant un fibroplasme dur, non dépressible et d'aspect nacré. Engorgement des ganglions inguinaux et sous-occipitaux. Masque syphilitique, chloro-anémie, flaccidité musculaire, amaigrissement. Laryngo-bronchite, voix rauque et sifflante, la muqueuse du pharynx présente de petites taches rouges avec exfoliation épithéliale ; véritables syphilides muqueuses.

Elle a 9 enfants, dont 5 vivent encore et jouissent d'une bonne santé. Elle a toujours été bien portante jusqu'alors. Vers le sixième mois de cette der-

(1) Thiry. Annales de dermatologie et de syphiligraphie, 1869, p. 331.

nière grossesse, elle ressentit une vive douleur à la marge de l'anus, il survint un gros bouton qui s'ulcéra, s'étendit et résista aux moyens mis en usage pour la combattre. A la même époque, son mari se plaignit d'une plaie à la verge ; mais chez lui elle se cicatrisa rapidement. A l'examen, cette femme présente à la marge de l'anus une cicatrice très-étendue, avec une dureté parcheminée tout à fait caractéristique au toucher. Cette femme avait été infectée de chancre par son mari ; ce chancre avait pris la forme phagédénique, et, après avoir résisté longtemps, s'était enfin terminé par induration vérolique initiale ; de là, la transformation de sa constitution et de celle de son enfant ; de là aussi l'identité des altérations que l'on observait chez la mère chez l'enfant, et dénotant une origine identique. Chez le mari, fort et robuste, qu'on examine avec le plus grand soin, on ne trouve aucune trace de syphilis. A la verge, on constate la cicatrice d'un chancre ; nulle appaetnce d'induratoin.

Réflexions. — Nous avons intercalé, entre les deux observations de transmission de syphilis à la mère par le fœtus, un cas montrant bien aussi la différence des lésions chez deux individus, dont l'un a été contaminé par l'autre, et suivant la condition physiologique dans laquelle il se trouve.

Une femme bien portante et mère de neuf enfants bien constitués, prend, par son mari, vers le sixième mois de sa dernière grossesse, un chancre qui devient aussitôt phagédénique, et auquel succède rapidement des désordres très-graves de la 3e période. Au moment où le médecin vit cette malade, c'était cinq mois environ après l'apparition du chancre, elle était dans l'état cachectique le plus complet, tandis que le mari, auteur de la maladie, ne présentait lui que la cicatrice d'un chancre, sans aucune trace de la syphilis. Voilà donc un nouvel exemple de virus syphilitique de même origine, donnant lieu à des manifestations complètement différentes chez deux personnes distinctes, et dont l'une portait un enfant dans son sein.

Obs. 60 (1). — M. X... fut soigné par moi en 1852 d'une syphilide secondaire. Devant bientôt se marier, il poussa le traitement général aussi

(1) Diday. Syphilis des nouveau-nés. Addition à la p. 24.∞

loin que je le voulus ; et, le jour de ses noces, il était depuis plusieurs
mois exempt de tout vestige suspect. Son épouse, jeune et innocente
femme, devint enceinte au bout de deux mois. Au troisième mois de sa grossesse, et saine jusqu'alors, elle eut une éruption cuivrée au ventre et aux
bras, précédée de céphalée. Pas de traitement; avortement à cinq mois. Deux
mois après, la face, le cou, les bras, étaient couverts de papules syphilitiques, ulcères au gosier, alopécie, chlorose, engorgements cervicaux. Le
mari très-habitué, et fort attentif à s'observer, n'a aperçu sur lui-même jusqu'à ce jour absolument aucun autre symptôme.

Réflexions. — C'est encore un cas de transmission de la
syphilis par le fœtus, et nous voyons que cette maladie,
éteinte dans ses manifestations, extérieures du moins,
chez le père, se traduit chez la mère par une éruption généralisée et un état de cachexie dans une période relativement très-rapprochée, vu l'époque d'*apparition des premiers* phénomènes.

CHAPITRE III.

TRAITEMENT.

Le traitement de la femme syphilitique et enceinte est
une chose importante, et pourtant la controverse existe
encore chez les auteurs à ce sujet.

Nous nous rangeons à l'avis de ceux qui pensent que le
mercure, convenablement administré, s'oppose presque
toujours à l'avortement, accident commun en l'absence
de tout traitement. Pour administrer ce traitement d'une
façon efficace, il faut avoir présent à l'esprit certaines
règles et particularités que nous devons exposer. Nous ne
saurions mieux faire que de rapporter ici les conclusions
du rapport de M. Devilliers fils, sur le traitement antisyphilitique chez la femme *enceinte.*

1° La femme enceinte et le fœtus supportent, en général, assez bien le traitement antisyphilitique mercuriel pendant la première moitié de la grossesse, et même dès la première semaine (1).

2° La cause des effets nuisibles du traitement à cette époque paraît résider principalement dans son défaut de tolérance par les organes digestifs de la mère, et dans l'irritabilité nerveuse qu'il développe quelquefois; c'est assez souvent alors par une cause mécanique que l'avortement a lieu.

3° Le fœtus devient d'autant plus accessible aux effets de l'affection syphilitique et impressionnable à l'action des médicaments spécifiques qu'il approche de la perfection nécessaire à la vie extra-utérine.

4° *Le quatrième alinéa a été rapporté à l'article Historique.*

5° Contre les accidents primitifs des premiers mois, les palliatifs sont inutiles, et on doit employer immédiatement un traitement radical. Pour les accidents secondaires et tertiaires de la même époque, on a des motifs encore plus pressants pour ne pas ajourner le traitement spécifique.

6° Un traitement actif entrepris ou recommencé vers le dernier mois de la grossesse, c'est-à-dire vers cette époque où l'avortement par cause syphilitique se produit le plus fréquemment, doit être administré avec des précautions relativement plus grandes que pendant les premiers temps.

7° Si le traitement entrepris dans la première moitié de la gestation n'est pas complètement interrompu, ou ne l'est que depuis peu de temps, lors de la réapparition des symptômes dans les derniers mois, sa reprise expose moins au développement d'accidents, soit chez la mère, soit chez le fœtus.

(1) Devilliers fils. Loc. cit. p. 554.

8° Il ne faut donc pas cesser trop vite le traitement après la disparition d'accidents syphilitiques, et le continuer à une très-faible dose aussi longtemps que possible.

9° Le traitement antisyphilitique semble être d'autant mieux supporté par la mère et le fœtus à toutes les époques de la gestation, qu'il s'adresse à des accidents plus compliqués et plus graves de la syphilis.

10° Les symptômes syphilitiques, soit primitifs, soit secondaires, qui se montrent pendant les dernières semaines de la grossesse doivent être l'objet d'un traitement non-seulement local (lorsqu'ils ont leur siége aux parties génitales, et afin d'éviter la contagion), mais encore général, l'enfant paraissant mieux disposé dans ce cas à subir le traitement mercuriel, s'il devient nécessaire après la naissance.

11° Après l'accouchement, il ne faut pas attendre trop longtemps pour commencer ou reprendre le traitement, ne pas s'autoriser de la délivrance pour s'abstenir de le mettre en usage, et ne pas dépasser le huitième ou le dixième jour, si l'enfant allaité par la mère porte des traces de syphilis.

12° Dans le commencement de la grossesse, les médicaments antisyphilitiques internes sont mal tolérés par les femmes enceintes. Cela a lieu moins fréquemment vers le milieu et les derniers mois de la gestation. Dans le premier cas, on leur préférera autant que possible les frictions mercurielles.

A cela nous ajouterons un fait que nous considérons comme très-important, c'est l'association d'une médication tonique et reconstituante aux préparations mercurielles et à l'iodure de potassium. A cette condition on est à peu près certain de voir les femmes enceintes syphilitiques mener à bien leur grossesse.

CONCLUSIONS.

De notre travail nous pensons que l'on peut tirer les conclusion suivantes :

1° La grossesse est dans la plupart des cas une occasion de l'apparition plus manifeste des manifestations syphilitiques, non-seulement locales, mais générales. Cette prédisposition se continue aussi après l'accouchement.

2° Le plus souvent la grossesse est une condition aggravant la syphilis. Non-seulement les manifestations auxquelles elle donne lieu sont plus tenaces et plus accentuées, mais la marche de la syphilis est profondément modifiée, l'évolution en est plus rapide, l'ordre chronologique des accidents altéré.

3° Pour certains auteurs (1) la contamination de la mère par le fœtus paraît être une condition désavantageuse surajoutée à la grossesse.

4° Le traitement doit être d'autant moins négligé, pendant la grossesse, que deux individus sont en cause. Nous donnons la préférence au traitement mixte, auquel nous joignons les préparations toniques.

5° Si le traitement le mieux appliqué n'arrête pas toujours les manifestations syphilitiques de la mère, il peut du moins permettre au fœtus de naître à terme.

(1) Bazin, Depaul, Dubuc, etc.

INDEX BIBLIOGRAPHIQUE.

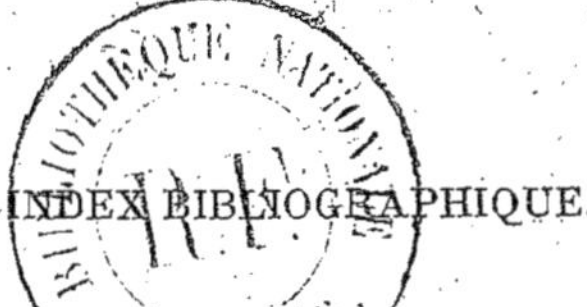

ALIBERT. — Description des maladies de la peau, Paris, 1806-1827.

ASSELIN. — Thèse de Paris, 1830, n° 242.

ASTRUC. — Traité des maladies vénériennes. Traduction de Louis, 1777.

BARTH. — Dans le Bulletin de la Société anatomique, t. XV, 1849.

BASSEREAU. — Traité des affections de la peau, symptomatiques de la syphilis.

BAUMÈS. — Précis historique et pratique des maladies vénériennes, 1840.

BAZIN. — Leçons théoriques et cliniques sur la syphilis et les syphilides.

BEDEL. — Syphilis cérébrale. Thèse de Strasbourg, 1851.

BELHOMME et MARTIN. — Traité pratique et élémentaire de pathologie syphilitique et vénérienne, 1864.

B. BELL. — Traité de la maladie vénérienne. Traduction par Bosquillon, 1802.

BERTHERAND. — Précis des maladies vénériennes, Strasbourg, 1852.

BERTIN. — Traité de la maladie vénérienne, chez les enfants nouveaunés, les femmes enceintes et les nourrices, 1810.

BŒCKEL.—Rétrécissements syphilitiques de la trachée. Bulletins de la Société de chirurgie, 1864.

BŒHR. — Journal der pract. Heilkunde, 1836.

BOUCHUT. — Traité des maladies des enfants nouveau-nés, p. 859 et suivantes.

H. BOURDON. Des rétrécissements de la trachée-artère, Union médicale nouv. série, t. XXI, p. 150, 1864, et Gazette des Hôpitaux, 1864.

PH. BOYER. — Traité pratique de la syphilis.

BOYS DE LOURY. — Gazette hebdomadaire, 1859.

CAPDEVILLA. — De la syphilis chez les enfants, Gazette hebdomadaire, 1856, p. 675.

A. CAZENAVE. — Traité des syphilides, Paris, 1843.

— Annales des maladies de la peau et de la syphilis, 1844-1852.

CAZENAVE et SCHEDEL. — Abrégé pratique des maladies de la peau.

CHARCOT et GOMBAULT. — Sur un cas de lésions disséminées des centres nerveux observées chez une femme syphilitique. Archives de physiologie normale et pathol., t. V, 1873.

CHARNAL. — Thèse de Paris, 1859.

CULLERIER, neveu. — Journal de médecine, 1814, t. XLIX-LV.

— Journal général de médecine, de chirurgie et de pharmacie, t. LX, p. 343, 1817.

CULLERIER. — Mémoires de la Société de chirurgie, t. IV, p. 230, 1857.

— Du traitement de la syphilis des nouveau-nés. Bulletin de thérapeutique, mai 1852.

CUSCO. — Leçons cliniques sur la syphilis.

CH. DAREMBERG. — Annales des maladies de la peau, 1851-1852.

J. DAVASSE. — La syphilis : ses formes, son unité.

DEPAUL. — Mémoire sur l'altération des poumons des nouveau-nés syphilitiques. Mémoires de l'Académie de médecine, 1852.

AR. DESPRÈS. — Gazette des hôpitaux, 1869, p. 262.

— Traité théorique et pratique de la syphilis.

DESRUELLES. — Traité pratique des maladies vénériennes, Paris, 1836.

DESRUELLES. — Thèse de Paris, 1852.

DEVERGIE. — Traité pratique des maladies de la peau.

DEVILLIERS. — Recherches sur le traitement antisyphilitique des femmes enceintes. — Journal de médecine et de chirurgie pratiques, 1851.

DIDAY. — Histoire naturelle de la syphilis.

— Syphilis des enfants nouveau-nés.

— Syphilis congénitale. Annuaire de la syphilis et des maladies de la peau. Lyon, 1859.

DOYEN et DRON. — Observations sur la syphilis des enfants nouveaunés et à la mamelle. Gaz. hebdomadaire, 1854.

P. DUBOIS. — Syphilis congénitale. Bulletin de l'Académie de médecine, 1851.

DUBOIS. — Thèse de Strasbourg, 1865.

L.-A. DUBUC. — Des syphilides malignes précoces. Thèse de Paris, 1864.

DUJARDIN-BAUMETZ. — Syphilis tertiaires. Gaz. des Hôpit., 1866.

A. DUMOULIN. — De la cachexie en général et de la cachexie syphilitique en particulier. Thèse de Paris, 1848.

DUPUYTREN. — Leçons orales de clinique chirurgicale.

ERNEST FALIGAN. — Thèse de Paris, 1863.

FABRE. — Traité des maladies vénériennes, 1773.

— Essai sur les maladies vénériennes.

P. FERRAS. — De la laryngite syphilitique. Thèse de Paris, 1872.

Al. FOURNIER. — De la contagion syphilitique. Thèse de Paris, 1860.

— Leçons sur la syphilis, 1873.

GALLERAND. — Syphilis cérébrale. Archives de médecine navale, t. XVIII, 1872.

GALZAIN. — Thèse de Strasbourg, 1864. Influence de la syphilis sur le cours normal de la grossesse.

GIBERT. — Traité pratique des maladies de la peau et de la syphilis.

— Mémoires sur les syphilis. Académie royale de médecine, 1842.

GIRAUD. — Thèse de Paris, an XIII, n° 395.

GREPPO. — Gazette médicale, Lyon, 1849.

GROS et LANCEREAUX. — Des affections nerveuses syphilitiques.

ALP. GUÉRIN. — Maladies des organes génitaux externes de la femme.

GUBLER. — Mémoire sur une nouvelle affection du foie liée à la syphilis héréditaire. Mémoire de la Société de géologie, 1852, t. IV.

GUÉNON DE LA CHANTERIE. — Thèse de Strasbourg, 1816.

NAT. GUILLOT. — Leçons cliniques sur la syphilis des nouveau-nés. Moniteur des Hôpitaux, 1853, p. 394.

HARDY. — Leçons sur les maladies de la peau.

HÉRARD. — Syphilis du foie. Union méd., 1864.

HERTLÉ. — Thèse de Strasbourg, 1847.

HENNING. — Annales de dermatologie et de syphiligraphie, 1870.

HILDENBRANT. — Thèse de Strasbourg, 1859.

HUGUIER. — Syphilis chez les femmes enceintes et les nouvelles accouchées. Gaz. méd., 1840.

HUGUIER. — Société de chirurgie et Gaz. des hôpitaux, 1856.

HUNTER. — De la maladie vénérienne.

HUTCHINSON. — De la transmission de la syphilis du fœtus à la mère. Medical Times, 1856.

JACEWICZ. — Thèse de Paris, 1856.

JOHNS. — Considérations sur la syphilis, comme cause d'avortement. Dublin quarterly journal of med. science, 1854.

JOLLY. — Considérations sur la syphilis et les syphilides. Revue médicale. Paris, 1843.

JOURDAN. — Traité complet des maladies vénériennes, 1826.

LABBÉ. — Bulletin de la Société anatomique, 1857.

P. LACAZE. — Thèse de Paris, 1870.

LADUREAU. — Lettres sur la syphilis. Gaz. des Hôpitaux, 1863.

LADREIT DE LA CHARRIÈRE. — Thèse de Paris, 1861.

L. V. LAGNEAU. — Traité pratique des maladies syphilitiques, 1828.

LAGNEAU et CAZENAVE. — Dict. en 30 volumes. Syphilis.

LAGNEAU. — Thèse de Paris, 1851.

G. LAGNEAU. — Maladies syphilitiques du système nerveux.

LANCEREAUX. — Etude théorique et pratique de la syphilis.

— Etudes sur les lésions, etc. Gaz. hebdomadaire, 1864.

E. LANDRIEUX. — Des pneumopathies syphilitiques. Thèse de Paris, 1872.

ED. LANGLEBERT. — Traité théorique et pratique des maladies vénériennes.

LEBERT. — Atlas d'anatomie pathologique, t. I.

LEBLANC. — Thèse de Paris, an XI, n° 334.

LECONTOUR. — Thèse de Paris, 1858.

Moret.

LEGENDRE. — Nouvelles recherches sur les syphilides. Thèse de Paris, 1841.

LEMONNIER. — Thèse de Paris, 1810, n° 48.

LEUDET. — Moniteur des sciences médicales, 1860.

LEVRET. — Art des accouchements, 1753.

LUTON. — Union médicale, 1860.

MAC-CARTHY. — Thèse de Paris, 1844.

MAHON. — Recherches importantes sur l'existence, la nature et la communication des maladies syphilitiques dans les femmes enceintes, et les enfants nouveau-nés, 1804.

MAISONNEUVE et MONTANIER. — Traité pratique des maladies vénériennes, 1853.

MANDON. — Thèse de Paris, 1853.

MANDRON. — Gaz. hebdomadaire, 1856.

MARTELLIÈRE. — Thèse de Paris, 1854.

A. MARTIN. — Thèse de Paris, 1863.

MARTINEZ Y SANCHEZ. — Thèse de Paris, 1855.

MARTINS. — Mémoire sur les causes générales des syphilides. Bulletins de l'Académie de Médecine, t. II, p. 257, 1838.

MATHIAS. — Thèse de Strasbourg, 1865.

MAURICEAU. — Traité des maladies des femmes grosses et de celles qui sont accouchées, 1712.

V. MARY. — Thèse de Paris, 1865.

MONNERET et FLEURY. — Compendium de médecine pratique, t. VIII.

Ch. MUSITANO. — Traité de la maladie vénérienne, Naples, 1689. Traduction par Devaux, Toulouse, 1711.

De NAUX. — Maladies pulmonaires syphilitiques. Annales de la Société de médecine de Gand, 1864.

NÉLATON. — Gaz. des hôpitaux, 1855.

NISBETT. — Essai sur la théorie et la pratique des maladies vénériennes. Traduction de Petit-Radel.

NOTTA. — Mémoire sur l'hérédité de la syphilis. Archives générales de médecine, 1860.

A. PARÉ. — De la grosse vérole qui survient aux petits enfants. Œuvres complètes, Lyon, 1652.

PAYRAN. — Thèse de Paris, 1856.

PELLETIER. — Thèse de Paris, an XII, n° 321.

PETIT-RADEL. — Cours des maladies syphilitiques.

PRIEUR. — Thèse de Paris, 1851.

QUÉLET. — Thèse de Strasbourg, 1856.

RAVIN. — Thèse de Paris, 1857.

RAYER. — Maladies des reins.

— La syphilis cérébrale ou méningienne. Annales de thérapeutique, t. V, 1847-48.

— Traité théorique et pratique des maladies de la peau.

L. RICHARD. — Thèse de Paris, 1870.

RICORD. — Traité pratique des maladies vénériennes. Recherches critiques et expérimentales sur l'inoculation.

— Lettres sur la syphilis.

— Clinique iconographique de l'hôpital des Vénériens.

RIZZI. — Gaz. médicale, 1846, p. 841.

MELCHIOR-ROBERT. — Nouveau traité des maladies Vénériennes.

ROGNETTA. — Revue médicale, 1832.

ROLLET. — Recherches cliniques et expérimentales sur la syphilis, la blennorrhagie, Lyon, 1861.

SABATIER. — Thèse de Paris, 1831, n° 209.

SAUVAGES. — Étisie syphilitique. Dans Nosologie méthodique, t. III.

SCHWEICH. — Thèse de Paris, 1869.

SCHUTZENBERGER. — Syphilis simulant les troubles encéphaliques. Gaz. médicale de Strasbourg, 1850.

SESTIER. — Traité de l'angine laryngée œdémateuse, 1852.

SIMON. — Mémoire sur la syphilis congénitale. Journal des connaissances médico-chirurgicales, t. III, p. 254.

SPILLMANN. — Thèse de Paris, 1869.

SWEDIAUR — Traité des maladies vénériennes. Traduction française, 1801.

U. TRÉLAT. — Sur la trachéotomie dans les lésions syphilitiques des voies respiratoires. Bulletin de l'Académie, 1869.

TROUSSEAU. — Clinique médicale de l'Hôtel-Dieu.

TROUSSEAU et BELLOC. — Traité pratique de la phthisie laryngée œdémateuse, 1837.

TROUSSEAU et LASÈGUE. — De la syphilis constitutionnelle des enfants du premier âge. Archives de méd., 1847.

THIERRY de HÉRY. — La méthode curatoire de la maladie vénérienne 1552.

TRONCIN. — Préservation de la syphilis, 1851.

TURCK. — Recherches cliniques sur diverses maladies du larynx, de la trachée et du pharynx, 1862.

VASSAL. — Mémoire sur la transmission du virus vénérien de la mère à l'enfant, 1807.

VAN SWIETEN. — Commentaires des Aphorismes de Boerhaave, t. V.

VENOT. — Journal de médecine de Bordeaux, 1852.

ERCELLONI. — Traité des maladies qui arrivent aux parties génitales, et particulièrement de la maladie vénérienne. Trad. par Devaux, 1730.

VIDAL de CASSIS. — Traité des maladies vénériennes.

Émile VIDAL. — Thèse de Paris; agrégation, 1860. De la syphilis congénitale.

Vigla. — Bulletins de la Société médicale des hôpitaux, XIV, p. 223, et Union médicale, 1859.

Virchow. — Traité de la syphilis constitutionnelle. Traduit par Paul Picard.

Yvaren. — Métamorphoses de la syphilis, 1854.

Zambaco. — Des affections nerveuses syphilitiques, Paris, 1862.

Journal de médecine, 1814, t. 69, 75, 81, 84, 85, 87, 88, 89.

Annales de dermatologie et de syphiligraphie.

Revue photographique des hôpitaux.

Paris. A. Parent, imprimeur de la Faculté de Médecine, rue Mr-le-Prince 31.

BIBLIOTHEQUE NATIONALE DE FRANCE
3 753102194993 9